信州東御・ケアポートみまき

地域ぐるみのケアと予防の歩み

編

岡田真平
公益財団法人身体教育医学研究所所長

武藤芳照
東京大学名誉教授
東京健康リハビリテーション総合研究所所長

飯島裕一
信濃毎日新聞特別編集委員

厚生科学研究所

はじめに

「いつまでも健やかに生き生きと、安心して暮らし続けたい、その願いをかなえる核となります」

長野県東御市にある保健・医療・福祉の総合施設ケアポートみまきでは、朝礼や会議の開会、その他いろいろな場面において、その場にいる全員でこの理念を唱和します。私自身、唱和しながら改めてその意味を噛みしめるたびに、この言葉に凝縮された内容の深み、重みをしみじみ感じています。

「いつまでも健やかに生き生きと、暮らし続けたい」という願いは、私が今まで地域の中で接する機会をいただいたほとんどの方が抱いていた本音であり、その実現のためにどんな貢献ができるのかをずっと考え、実践の中でいろいろと試行錯誤を重ねてきたつもりです。しかし、「その願いを全員かなえることができれば理想的」と思う一方で、年を重ねれば誰もが老い、衰え、やがて死を迎える……。これも当たり前の自然の摂理です。そうした変化を、あらがうことなく受け入れるために「安心して暮らし続けたい」という思いに寄り添うことも、同じくらい大切です。そのための営みが日々の身近な医療・介護の現場の中にあるように思います。

生涯現役ともいえる活躍をされていた方が、支援・介護が必要な状態になって在宅や施設で過ごされ、そして最期を迎える……。何人も思い浮かべることができる地域の高齢者（人生の先輩）の方々の姿から、「その願いをかなえる核となること」の大切さが、私にとって温かみのある実感となっています。

昨今、改めて地域包括ケアシステムや地域共生社会といった言葉で、これからの少子高齢社会のあるべき姿が示されていますが、1995（平成7）年にスタートしたケアポートみまきを核とした地域ぐるみのケア・予防の歩みは、「どこでも求められるであろう大切なこと」に、長きにわたって真摯に取り組んできたのではないか——と思います。

保健・医療・福祉・介護・教育・スポーツを統合した、社会福祉法人みまき福祉会、東御市立みまき温泉診療所、公益財団法人身体教育医学研究所の三つの組織が、「よりよく生きる地域づくり」を目指した活動の中で、関係者が何を思い、どう動き、意気に感じてきたのか——。この本は、その情熱や志を込めて、現場の様子や生の声を伝えることを目的として制作しました。

より多くの人が、これからのケア・予防のあり方を考えるきっかけになることを願って。

2019（令和元）年7月

公益財団法人身体教育医学研究所所長　岡田真平

目　次

はじめに ··· 3

編集・協力・執筆 ··· 6

ケアポートみまきのある長野県東御市
ケアポートみまきの配置図 ··· 8

序章　高齢社会は介護予防の時代
1．健康寿命の延伸へ ·· 10
2．究極の介護予防 ·· 14

第1章　ケアポートの理念と運営
1．日本財団の構想と取り組み ···································· 20
2．保健・医療・福祉の総合施設　ケアポートみまき ················ 24
3．仲間のケアポート ·· 37

第2章　ケアポートみまきの施設・在宅サービス
1．施設での暮らしをより豊かに ·································· 44
2．在宅総合支援へのチャレンジ ·································· 52

第3章　生活・人生・家族を診る地域医療
1．みまき温泉診療所の取り組み ·································· 62
2．キュア（治療）からケア（支え）へ ···························· 67
3．福祉現場で働く看護師のための研修会 ·························· 75
4．地域リハビリテーション ······································ 77

第4章　みんなで楽しむ健康づくり
1．温泉アクティブセンターから広がる健康づくり………82
2．中高年期の水中運動………86
3．子どもが水に親しむ………88
4．スポーツチームのサポート………90
5．健康食を楽しむ………93

第5章　地域に密着したユニークな研究機関
1．身体教育医学研究所の役割と成果………98
2．子どもの元気な育ちを支える………103
3．ユニバーサルスポーツの取り組み………106
4．心身の健康づくりとソーシャル・キャピタル………108
5．身体教育医学研究所うんなんの活動と成果………111

第6章　地域に根ざして全国・世界とつながる
1．足元から地域・広域へ………116
2．被災地への現場支援………118
3．アジアとのつながり………120

第7章　座談会　明日に向かって
ケアポートみまきの原点と今後への期待………124

コラム1　小山　治・北御牧村元村長………26
コラム2　上岡洋晴・東京農業大学大学院環境共生学専攻教授
　　　　　身体教育医学研究所初代研究部長………102

資料　ケアポートみまき　年表………140
資料　新聞記事でたどるケアポートみまきの歩み………142

あとがき——理念とやさしさ………151

編集・協力・執筆

● 編　集

岡田真平（おかだ・しんぺい）（公財）身体教育医学研究所（長野県東御市）所長、（公財）運動器の健康・日本協会理事、日本転倒予防学会理事。NPO法人日本健康運動指導士会・長野県支部長。健康運動指導士。専門は身体教育学。運動を通しての健康づくりの研究、実践に取り組んでいる。1973年奈良県香芝市生まれ。東京大学教育学部卒（学生時代はバレーボール選手）、同大学院教育学研究科修士課程修了（身体教育学専攻）。

武藤芳照（むとう・よしてる）　東京大学名誉教授、東京健康リハビリテーション総合研究所所長。日本転倒予防学会理事長。身体教育医学研究所名誉所長。整形外科医。医学博士。専門は身体教育学、スポーツ医学。1950年愛知県大府市生まれ。名古屋大学医学部卒。五輪の水泳チームドクター、東京大学理事・副学長などを歴任。主な著書に『子どものスポーツ』（東京大学出版会）、『転倒予防』（岩波新書）、『水泳の医学』（ブックハウスHD）など。

飯島裕一（いいじま・ゆういち）　信濃毎日新聞特別編集委員、日本科学技術ジャーナリスト会議理事、（公財）中央温泉研究所理事。専門は、医学・医療・健康問題。1948年長野県上田市生まれ。北海道大学水産学部卒（水産動物学専攻）。主な著書に『認知症を知る』（講談社現代新書）、『疲労とつきあう』（岩波新書）、『健康ブームを問う』（同）、『健康不安社会を生きる』（同）、『温泉の秘密』（海鳴社）など。

● 協　力

公益財団法人日本財団
社会福祉法人庄川福祉会
社会福祉法人よしだ福祉会
社会福祉法人みまき福祉会

● 執　筆（執筆順、役職は執筆時）

武藤芳照	東京大学名誉教授、東京健康リハビリテーション総合研究所所長
太田美穂	NPO法人水と健康スポーツ医学研究所理事長
及川春奈	公益財団法人日本財団公益事業部国内事業開発チームチームリーダー
翠川昌博	社会福祉法人みまき福祉会［以下、（み福）］常務理事
山田和美	社会福祉法人庄川福祉会居宅支援事業所管理者

錦織美由起	社会福祉法人よしだ福祉会副施設長
齊藤日出雄	(み福) 特別養護老人ホームケアポートみまき副施設長
高橋里美	同 相談員
丸山明日香	同 主任
小林美奈子	(み福) 認知症対応型共同生活介護ほのぼのホーム主任
西澤唯治	(み福) 在宅総合支援センターセンター長
佐藤夏美	(み福) 訪問看護ステーションみまき看護部長
齋藤千恵	(み福) デイサービスセンター通所課長
山浦幸子	(み福) ケアポートみまきマネージメントセンター在宅課長
山浦京子	(み福) ショートステイケアポートみまき主任
奥泉宏康	東御市立みまき温泉診療所所長
倉澤隆平	社会福祉法人みまき福祉会理事長
久堀周治郎	東御市立みまき温泉診療所顧問
金子実幸	(み福) 特別養護老人ホームケアポートみまき看護主任
半田秀一	公益財団法人身体教育医学研究所研究部長
笹本和宏	(み福) 予防センターみまき主任
大塩琢也	(み福) 温泉アクティブセンター支配人
吉岡進吾	(み福) 温泉アクティブセンター主任
横山和貴	(み福) 温泉アクティブセンターチーフインストラクター
塩入貴美江	(み福) 特別養護老人ホームケアポートみまき栄養課長
岡田真平	公益財団法人身体教育医学研究所所長
渡邉真也	同 指導部長
岡田佳澄	同 指導主任
朴　相俊	佐久大学准教授
北湯口純	島根県雲南市立身体教育医学研究所うんなん主任研究員
土屋雅秀	(み福) ケアポートみまきマネージメントセンター介護支援専門員
井出京子	(み福) 法人本部主任
荒井昭成	(み福) 法人本部事務局次長

<座談会>

田丸基廣	東御市副市長
翠川洋子	東御市保健師

<コラム>

小山　治	長野県北佐久郡北御牧村（東御市への合併前）元村長
上岡洋晴	東京農業大学大学院環境共生学専攻教授
	身体教育医学研究所初代研究部長

● ケアポートみまきのある長野県東御市

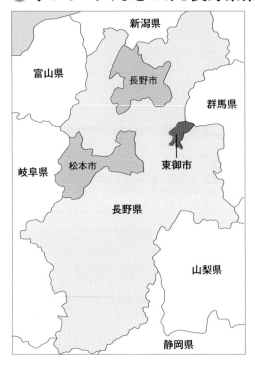

社会福祉法人みまき福祉会
ケアポートみまき
〒389-0402
長野県東御市布下6番地1

● ケアポートみまきの配置図

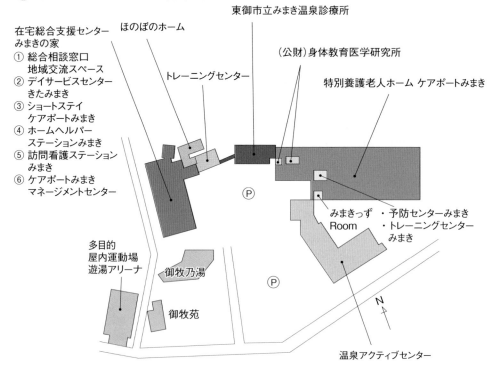

序章

高齢社会は
介護予防の時代

1 健康寿命の延伸へ

 少子高齢化の進展

「元気で長生きしたい」という願いは古今東西、誰もが性、年代、地域を超えて抱いてきたものであり、現代を生きる世界中の誰しもそうありたいと希望している。

世界の最長寿国の一つとなった日本では、今後さらに少子高齢化が進むことが確実視されていて、新たな社会モデルづくりと持続的発展が求められている。とりわけ、住み慣れた地域でそれぞれの絆を大切にしつつ、支え支えられ、健康で生きがいを持って暮らし続けられるさまざまな工夫と取り組みを実現していかなければならない。

日本人の平均寿命は、明治・大正期を通じて低い水準だったが、昭和期に入ると伸び始め、1947（昭和22）年に男女とも50年を超える水準に達している。戦後、男女とも平均寿命は大幅な伸びを見せ、女性は1950（昭和25）年、男性は1951（同26）年にそれぞれ60年を超えた。以来、その伸びは多少緩やかになったものの着実に改善し続け、2018（平成30）年7月下旬に厚生労働省が発表した2017（平成29）年のデータによると、男性の平均寿命は81.09歳で世界3位、女性は87.26歳で同2位であり、日本は男女ともに世界のトップクラスの長寿国である。

 健康寿命という概念

わが国の健康増進対策として、1978（昭和53）年からの第1次国民健康づくり対策がスタート。1988（昭和63）年からの第2次国民健康づくり対策（アクティブ80ヘルスプラン）に引き続いて、2000（平成12）年からの第3次国民健康づくり対策では、寝たきりや認知症などによる要介護状態でなく生活できる期間（健康寿命）を延伸し、すべての国民が健やかで活力ある社会とするため、21世紀においての国民健康づくり運動（健康日本21）が策定された。以後、健康寿命という言葉が次第に広がり使用されるようになった。

2012（平成24）年7月、21世紀においての第2次国民健康づくり運動（健康日本21＝

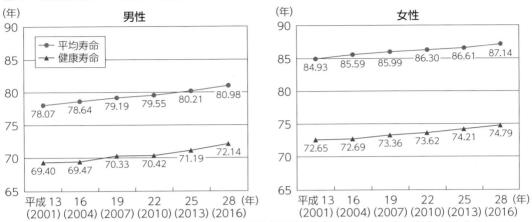

図1　健康寿命と平均寿命の推移

資料：平均寿命：平成13・16・19・25・28年は、厚生労働省「簡易生命表」、平成22年は「完全生命表」
健康寿命：平成13・16・19・22年は、厚生労働科学研究費補助金「健康寿命における将来予測と生活習慣病対策の費用対効果に関する研究」、平成25・28年は「第11回健康日本21（第二次）推進専門委員会資料」

出典：内閣府　平成30年版高齢社会白書

第二次）が策定された（＝平成25～34年度）。健康寿命（日常生活に制限のない期間）の延伸と健康格差の縮小などが目標として盛り込まれた。

その健康寿命の延伸と健康格差の縮小は、生活習慣の改善や社会環境の整備によって実現されるべき最終的な目標と位置づけられている。

平均寿命と健康寿命について、2001（平成13）年から2016（平成28）年の推移を見ると、両者ともに伸びている。だが、平均寿命と健康寿命の差・日常生活に制限のある「不健康な期間」については、この間、男性で8.67年から8.84年、女性で12.28年から12.35年へとやや広がっていて縮まってはいない（図1）。

日常生活に制限のある「不健康な期間」の拡大は、個人や家族の生活の質の低下を招くとともに、家族の経済的負担を増す。国全体の医療費や介護給付費などの社会保障費の増大にもつながる。

国立社会保障・人口問題研究所の日本の将来推計人口（平成24年1月推計）によれば、わが国の平均寿命はさらに伸びることが予測され、平均寿命の伸び以上に健康寿命を伸ばす（不健康な期間を短縮する）ことが一層重要となることは間違いない。

要介護になる原因

介護が必要になった主な原因は、全体では第1位：認知症（18.7％）、第2位：脳血管疾患（15.1％）、第3位：高齢による衰弱（13.8％）、第4位：骨折・転倒（12.5％）、第5位：関節疾患（10.2％）の順である（図2）。脳血管疾患は、要介護度が上がるにつれてその割

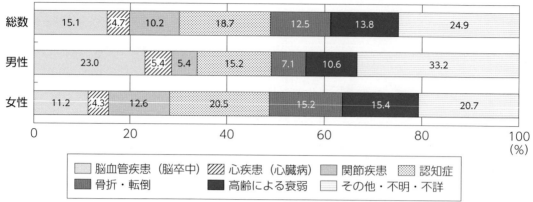

図2　65歳以上の要介護者等の性別にみた介護が必要となった主な原因

資料：厚生労働省「国民生活基礎調査」(平成28年)
(注) 熊本県を除いたものである。

出典：内閣府　平成30年版高齢社会白書

合が大きくなる。

　一方、性別にみた場合、男性では第1位：脳血管疾患(23.0％)、第2位：認知症(15.2％)、第3位：高齢による衰弱（10.6％）、第4位：骨折・転倒（7.1％）、第5位：関節疾患と心疾患(5.4％)である。女性では第1位：認知症(20.5％)、第2位：高齢による衰弱(15.4％)、第3位：骨折・転倒（15.2％）、第4位：関節疾患（12.6％）、第5位：脳血管疾患（11.2％）と、男性とは異なる様相を示す。

介護予防への転換

　日常生活自立度（寝たきり度）は、表のように、ランクJ・A・B・Cと区分され、重度になればなるほど実際のケアに関わる社会的負担は大きくなるとともに、個人・家族の肉体的・精神的・経済的負担も増大する。「予防に勝る治療はない」と古くから強調されているように、極力要介護・寝たきり状態にならないように、介護予防、特に生活習慣病予防、認知症予防および転倒予防への対応が重要と考えられる。

　2005（平成17）年の介護保険制度の見直しの大きな柱の一つが予防重視システムへの転換であった。新たな予防給付の対象者は、状態の維持改善可能性の観点を踏まえて審査を行い、要支援1、要支援2に該当すると決定された人たちである。この2区分に該当する高齢者を対象とした介護予防事業の中に、具体的な生活習慣病・認知症・転倒予防事業が組み込まれ、継続される体制づくりが求められている（図3）。

　さらに、地域包括ケアシステム（医療、介護、予防、住まい、生活支援の5つの視点の取り組み）が、包括的に継続して行われる仕組みづくりも必要とされている。

表　障害高齢者の日常生活自立度（寝たきり度）

生活自立	ランクJ	何らかの障害等を有するが、日常生活はほぼ自立しており独力で外出する 1. 交通機関等を利用して外出する 2. 隣近所へなら外出する
準寝たきり	ランクA	屋内での生活は概ね自立しているが、介助なしには外出しない 1. 介助により外出し、日中はほとんどベッドから離れて生活する 2. 外出の頻度が少なく、日中も寝たり起きたりの生活をしている
寝たきり	ランクB	屋内での生活は何らかの介助を要し、日中もベッド上での生活が主体であるが、座位を保つ 1. 車いすに移乗し、食事、排泄はベッドから離れて行う 2. 介助により車いすに移乗する
	ランクC	1日中ベッド上で過ごし、排泄、食事、着替において介助を要する 1. 自力で寝返りをうつ 2. 自力では寝返りもうてない

※判定に当たっては、補装具や自助具等の器具を使用した状態であっても差し支えない

図3　介護サービスの利用の手続き

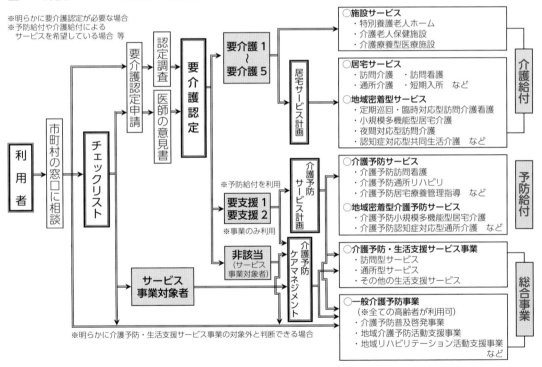

出典：厚生労働省　介護予防・日常生活支援総合事業ガイドライン（概要）

（武藤芳照・太田美穂）

2 究極の介護予防

予防に勝る治療はない

　どのような疾病、障害でも、適切な早期診断と治療、リハビリテーションが必要なことは真理である。だが、それ以上に重要なのは、それらの疾病・障害の予防である。「予防に勝る治療はない」「転ばぬ先の杖」といわれ、英語では「Prevention is better than cure」と表現される。

　超高齢社会の中で、高齢者の介護予防事業の計画、立案とその具体的対策の実施が求められていて、介護保険制度も前述したように予防重視システムへの移行が定着しつつある。

　たとえば要介護・寝たきりの主要な原因となる転倒に伴う骨折や頭部外傷などを予防するために、日本転倒予防学会を中心として、さまざまな学術研究と社会啓発活動が積み重ねられているが、最も重要な基本理念はやはり「予防に勝る治療はない」である。

胴上げ型、騎馬戦型、そしておんぶ（肩車）型

　少子高齢化の急速な進展に伴って、年少人口（0〜14歳）は減少し続ける一方、老年人口（65歳以上）は、確実に増えている。1965年は、高齢者1人を20〜64歳の現役世代9.1人が支える「胴上げ型」の人口構造だったが、現在は、高齢者1人を現役世代2.3人で支える「騎馬戦型」の状況となっている。そして、少子高齢化が進むことによって、2050年ごろには、高齢者1人を現役世代1人で支える「おんぶ型」「肩車型」と呼ばれる人口構造の時代がやってくると考えられている。

　一人ひとりの高齢者が健康で長生きできる社会を形成することは大切だが、もっと大切なのは、彼ら彼女らを支える現役世代が健康であることである。さらにいえば、その現役世代がいずれ高齢者になった時に支える役割を担う現代の子どもたちが、健康で元気でなければならない。つまり、究極の介護予防事業は、「元気な子どもたちを、たくさん育てること」である。

14

図4 昭和58年度〜平成29年度 体育事故件数及び児童生徒数の推移

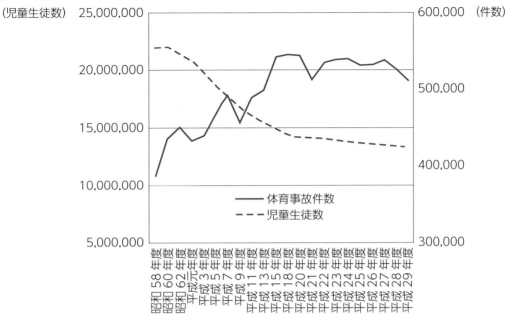

※ 「体育事故件数」は独立行政法人日本スポーツ振興センター発行「学校の管理下の災害-基本統計-」及び「学校管理下の災害」に掲載の小学校、中学校及び高等学校の「体育(保健・体育)」、「体育的クラブ活動」、「体育的部活動」の負傷件数の計
※ 児童生徒数は災害共済給付制度に加入する小学校、中学校、高等学校の児童生徒数(要保護を除く)

出典：武藤芳照．学校健診の動向．日整会誌 2017；91：370-374.[1]を一部改変

　そうした認識の下に、介護予防事業を考えれば、学校の児童生徒の健康管理、健康教育、保健指導とともに、体育・スポーツを介した健全な心身の成長・発達を促す教育・指導が、いかに重要であるかがわかる。

現代っ子の体の異変

　この30年余の間に、児童生徒の数が約3分の2に減少しているのに対して、体育事故の件数は約1.4倍と逆に増えている（図4）。これは、現代の子どもたちの体格に見合うだけの適正な体力・運動能力が備わっていないことを表わす象徴的なデータである[1]。

　現代の子どもは、運動不足のタイプと幼いころからある特定のスポーツの専門的訓練を続ける運動過多のタイプに大別され、二極化現象が進んでいる。それに伴って、前者は「体の硬い子」「ひ弱な子」「バランスの悪い子」という、いわゆる運動機能不全状態を、後者は肩、肘、腰、膝、足関節などのスポーツ傷害やスポーツからのドロップアウトをきたす結果を生んでしまう。

　電化製品、交通機関の発達、自動車やエレベーターなどの普及によって、日常生活が便利になり過ぎ、生まれた時から子どもたちは体を使わないでもごく普通に生活できる。遊びといえば一人でテレビゲームやスマホいじりが中心となっている。一方、外で遊ぶにも

時間・空間・仲間（三間）を確保することが容易ではなく、運動・スポーツをするためには、大人が介入する本格的な組織に参加して行うことが一般化してきた。その結果、無理な過度なスポーツの指導が行われ、スポーツ障害を生む結果を引き起こしている。

いずれも子どもの心身の成長・発達に即した適切な運動の質（種類）と量（時間・強度、頻度）が確保されないために、運動器（運動に関わる器官）と運動機能のバランスよい健全な成長・発達が阻害されていることが影響していると推察される。

昨今、話題となっている児童が行う組み体操（正確には組み立て体操）による骨折などの重篤事故の多発の背景も、運動不足による運動機能不全に加えて、指導・教育方法の不備が原因と考えられる[2]。

この報告は、子どもの心身の成長・発達を促す要因として、日常生活の中での身体活動や遊びを含めてのさまざまな運動、スポーツの実践がいかに重要であるかを示している。

と同時に、彼ら、彼女らもやがて成人となり高齢者となる。子どもの時代の生活習慣、運動習慣やスポーツの経験が生涯にわたる身体活動のパターンを形成するであろう。したがって、超高齢社会における介護予防の観点から、現代の子どもの体の状況と健康・体力づくりの取り組みを真剣に考えることが必要である。

元気な子どもたちを育てる——運動遊びのすすめ

「遊びをせんとや生まれけむ　戯れせんとや生まれけん　遊ぶ子どもの声聞けば　わが身さへこそ揺るがるれ」と『梁塵秘抄』（平安後期の歌謡集、後白河法皇撰）に歌われている。実に伸びやかで自由に楽しそうに遊びに没頭している子どもたちの姿が浮かび上がる。

ウィーンの美術史美術館所蔵のブリューゲルの「子どもの遊戯」の中には、16世紀中期のベルギー・アントワープを舞台とした大勢の子どもたちの遊びの風景が描かれている。この地方の風土になじんだ独特の遊びも見られる。また、お手玉にヒツジのかかとの骨を用いたり、ブタの膀胱で風船をつくるなどは、文化の違いを表している。しかし全般的に見れば、日本の子どもたちの外遊びと変わらないものがほとんどである。

運動遊びや集団遊び、つまり『梁塵秘抄』とブリューゲルの「子どもの遊戯」に共通しているのは、文学と美術と表現の違いこそあれ、古今東西、子どもたちは実によく遊ぶことである。また、時代、社会、国、地域を超えて、大人たちは子どもたちがよく遊ぶことを喜ばしいこと、好ましいこととしてとらえてきた。子どもにとって遊びは自由で楽しい活動であり、そのこと自体にあえて重要な意義などを持たせる必要はないだろう。にもかかわらず、遊びを通して得られる効果は実に大きく多様である[3]。第一に体の成長・発達を促すこと。

石けり、馬跳び、縄跳び、ゴム段、メンコ、缶けり、おしくらまんじゅう、ケンケンパー、コマ回し、竹馬、鬼ごっこ、川遊び、探検ごっこ、崖滑り、花いちもんめ、だるま

さんが転んだ、ビー玉、タコあげ、お手玉などさまざまな遊びの中には、走る、跳ぶ、投げる、蹴る、打つ、滑るなどの運動・スポーツの基本動作ともいうべき体の動きが組み込まれている。そして、その中での負荷は、子どもの体に対して無理のないような質と量が設定されている。何十年、何百年と続けられてきた子どもの遊びは、子どもの体と心に自ずと適合した形に整えられてきたと考えていいだろう。

たとえば鬼ごっこでは、子どもたちの普段の行動範囲の中で走る。決して過大な時間、距離を走らせる方法や内容とはなっていない。馬跳びやゴム段、石けりなどでは、子どもたちの体の大きさを目安にして跳ぶ。缶けり、メンコ、ビー玉、コマ回しなどでは、子どもたちの体の大きさに合った手ごろな形とサイズのものを蹴り、投げ、ねらい打ち、回す。

最初はゴム段の遊びをしていて、少し飽きたら缶けりに変わり、人数が増えたら大縄跳びやおしくらまんじゅう、花いちもんめ、だるまさんが転んだなどに切り替える。体が疲れすぎたり、同じ動きが長く続くことはなく、自由にその遊びの内容と道具が変化する。これらは外で遊ぶものもあるが、雨の日には家の中やちょっとした路地裏などでも手軽にできるものが少なくない。学校の授業が始まる前や昼休み、放課後にも、ほんのわずかな空間がありさえすれば楽しめる。

缶の蹴り方、馬やゴム段の跳び方、メンコの投げおろし方、コマの回し方、竹馬のつくり方と乗り方、タコのあげ方など、それぞれの遊びに必要な技術を学び、その技術の向上についての創意工夫をこらし、道具の改良に励み、密に自分自身で考え訓練し工作する。その努力と工夫の積み重ねの中で体は育まれ、失敗と成功を知り、挫折と達成感を味わうことになる。つまり、遊びの中で子どもは自己開発されていく。

第2に、遊びを通してさまざまな体験学習をすること。遊びの中で独自のルールをつくり、ルールを守ることの大切さを学ぶ。その場に集まった子どもたちが、まず何の遊びをするかを決める。最も年長の子どもや自然発生的に定められたリーダーが、メンバーや空間に応じてその遊びの内容と規模、ルールを大ざっぱに決める。

狭い原っぱや公園で草野球やソフトボールをする時には「透明ランナー（影）」に代走してもらう。年齢の小さい子や体の小さい子、障害を持つ子など、子どもたちの目でハンディを持つとわかる場合には、「まめルール」や「みそっかす扱い」という特別ルールが適用されて、そうした子どもたちも皆と同じように遊びを楽しむように工夫される。たとえば、弱い子は、かくれんぼで見つかっても1回目は鬼にはならなくてよいとか、ドッジボールに当たってもコート外に出る必要はないとか、ソフトボールでは「三振はなし」などという自由自在の特別ルールであり、バリアフリーやユニバーサル・スポーツの原型ともいうべき優しく面白いルールである。

元気な子どもたちを育てるために――というと、スポーツ教育、キッズフィットネスクラブ、体育教室などの大人が組織化した形と内容と方法の体制を考えがちだが、実は子どもたちの心身を伸びやかに成長発達させるには、運動遊び、外遊びの形と方法が最も合理

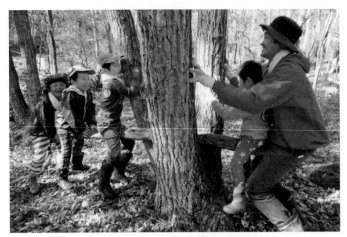

写真1　東御市での里山探検活動

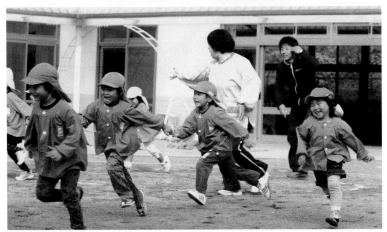

写真2　東御市立保育園での運動あそび「レッツ15（いちご）タイム」

的で安全と考えられる。

　ただ、子どもたちの運動遊びと外遊びが十分に伝承されなくなって久しい。したがって、ある程度は大人たちが工夫して、環境を整えることも必要だろう。長野県東御市（とうみ）での里山探検活動（**写真1**）や「レッツ15（いちご）タイム」（保育園で15分間、皆で思いっきり体を使った遊びを行う取り組み）（**写真2**）などは、いいモデルとなるだろう。

　究極・最良の介護予防として、元気な子どもたちをたくさん育てるために、各地域社会・国が本格的に力を注がなければならない。

文　献

1) 武藤芳照. 学校健診の動向. 日整会誌 2017；91：370-374.
2) 武藤芳照. 子どものからだから分析する事故の背景. 体育科教育 2016；64：38-41.
3) 武藤芳照. よみがえれ風の子—子どもの体の育み方—. 東京, 中央公論新社, 2002.

（武藤芳照・太田美穂）

第1章

ケアポートの理念と運営

1 日本財団の構想と取り組み

 ## 新しい高齢者施設への構想

　日本財団は、1962（昭和37）年の設立以来、国内外の社会福祉、教育、文化など幅広い分野で公益活動を支援してきた。海洋教育、福祉車両の整備、子どもの貧困対策、地域防犯活動の推進、国際協力など事業は多岐にわたるが、多くに共通するキーワードがある。それは、「尊厳」と「地域づくり」である。たとえば社会的差別に苦しむハンセン病回復者の自立支援、障害者が地域の中で暮らすための就労支援など、人の尊厳を守り、誰もが共存できるコミュニティをつくることは日本財団にとって重要なテーマであり続けている。

　1980年代、高齢者施設の普及とともに「寝たきり老人」という言葉が浸透するなど、施設で行われるケアの質にも目が向けられるようになった。高齢者の尊厳を守るケアのあり方を模索するため、日本財団は1989（平成元）年に有識者による研究委員会を設置し、委員長に日野原重明・聖路加看護大学長（当時）を迎えて検討を重ねた。翌年には報告書「新しい時代における特別養護老人ホーム」を完成させ、全室個室など当時としては斬新な提言を行った。だが、ようやく4人部屋が主流になり始めたばかりの時代とあって、この報告書がすぐに社会を動かすことはなかった。

　財団はさらに、1990（平成2）年から5年間にわたって「高齢者ケア国際シンポジウム」を開催し、高齢者ケアに関する国内外の知見を集めた。福祉先進国といわれた北欧などの優れた事例を検討しつつ、日本の文化に適したケアのあり方を議論した。

　これらの成果を具現化するものとして生み出されたのが「ケアポート」だ。

 ## モデル施設「ケアポート」整備

　ケアポートの理念は、「高齢者のQOL（クオリティ・オブ・ライフ＝生活の質）を高めることを第一として、高齢者が住みなれた土地で安心して、生きがいと尊厳を持って暮らすまちづくり」（パンフレット「ケアポートのご案内」）である。在宅生活の継続を支援す

る拠点として、世代交流の場として、地域の医療・保健・福祉のニーズを満たすさまざまな機能を併せ持つ地域福祉の核——それがケアポートのあるべき姿とされた。

　地域のニーズを満たすためには、画一的な施設を量産すればいいというものではなく、実際のケアポートは個別の地域性に対応するものでなければならない。ケアポートの建設にあたっては、開設地の県担当課、地元自治体、医療・福祉・建築などの専門家で構成する建設運営委員会を組織し、複数年にわたって検討を重ねた。

　そして3カ所の高齢者ケアモデル施設・ケアポートが誕生した。すべて異なる施設種別で、それぞれ地域性に合わせた特徴を備え、かつケアポートとしての理念を共有している。

　高齢者施設として国内で初めて全室個室を実現したのは、3カ所の中で最初に開設されたケアポート庄川（富山県砺波市）だ。介護老人保健施設であることから医療依存度の高い利用者が多いが、建物に入ると明るく開放的なアトリウムに驚かされる。吹き抜けのガラス天井から陽光が降り注ぎ、その下の広々としたロビーではボランティアによる喫茶サービスもある。福祉施設であることすら感じさせない空間は、それまでの高齢者施設のイメージを打ち破るものだった。また、喫茶サービス以外にもさまざまな役割でケアポートの運営を支える地元住民のボランティアが年間延べ2000人以上出入りする、地域に根ざした施設でもある。

　次に開設されたケアポートよしだ（島根県雲南市）では、地域連携、地域開放というコンセプト（構想）が具現化されている。ケアポートの敷地自体が生活道路と位置づけられ、周囲には保育所や小学校、公民館、診療所、駐在所などが集まるコミュニティを形成している。特徴的なのは、積雪で在宅生活が不便になる冬季にだけ入居するための居住棟だ。小さな戸建てを連ねた生活の雰囲気があふれるたたずまいは、過疎地域における在宅支援の提案として現在でも新しく感じられる。ソフト面でも、生きがいづくりを重視した独自の健康プログラムを展開し、県平均を上回る平均余命や自立期間の実現に寄与してきた実績を持つ。

　3番目に開設されたケアポートみまき（長野県東御市）は、高齢者の多様なニーズに総合的に対応する多機能施設だ。入居施設である特別養護老人ホームを中心に、各種の通所・在宅支援施設、診療所、プール設備、総合相談窓口を併設し、文字通り保健・医療・福祉の複合施設となっている。在宅で暮らせる段階から医療依存度が高くなり入居が必要になるまで対応できる、まさに利用者本位の仕組みといえる。また、ユニットごとの食堂を配置するなど個別ケアの環境を進化させ、ユニットケアの先駆けともなった。1999（平成11）年には身体教育医学研究所を設立。運動機能の維持向上について科学的な実践研究を行い、リハビリや介護予防の充実にいち早く取り組んできた。

ケアポートが担うモデル性

　このように、開設時あるいは初期段階から各ケアポートはそれぞれにモデル性を備え、高齢者ケアの先駆的施設として大きな注目を集めた。テレビや新聞、書籍などで数多く取り上げられたことはもちろん、見学者が全国から押し寄せ、開設後25年を経た今もその足は途絶えていない。

　波及効果がもっとも目覚しかったのは、個室・ユニットケアモデルだ。1990年代に入り、ほかの法人が全室個室の特別養護老人ホーム開設を計画し始めたとき、行政担当者への事前説明では難色を示されることが多かった。しかし、先行事例であるケアポート庄川の存在が説得材料となり、実現に至ったことが一度ならずあったという。また、ユニットケアを特徴とするケアポートみまきの開設から7年後の2002（平成14）年に、厚生労働省がユニットケア型施設の整備費補助を開始している。

　また、訪れた人に衝撃を与えた明るく開放感のある建築は、現在では医療・福祉関係のさまざまな施設の標準的な方向性となっている。これはケアポートの直接の影響であると断定はできないが、「高齢者施設のイメージを変える」という明確な意図を体現したものとして、施設デザインの潮流における一つの始点であったといえるだろう。

　ケアポートの名を持つ施設がその後全国各地に開設されたことも、ケアポートブランドが高齢者福祉業界で高く評価され、モデルとして認知されたことの表れと考えられる。

　しかしケアポートは、決して過去のモデルではない。2014（平成26）年、日本財団はケアポート事業全体の事業評価を行った。外部評価者による報告書では、開設当時の先駆性と影響力が高く評価され、現代においても再評価されるべきモデルとされた（表）。

　一方で、各ケアポートに共通している課題、あるいは各々の施設の固有課題、また、それへの対応可能性も示唆されている。こうした課題への対応に向けては、各法人で着手しているほか、3カ所のケアポートが協働して行う取り組みも始まっている。

　事業評価の発表を兼ねて2015（平成27）年3月に開催されたケアポートフォーラムを機に、3者連携の場として「スリーポートゆめ・ひと・つながり塾」を創設した。各ケアポートの強みを生かした活動分野ごとに、3法人合同で具体的な取り組みを開始している。ケアポートの高い理念と意義を再確認し、先駆的モデルとしての自負を持ちながらそれに甘んじることなく、さらに前進しようとしている。

　高齢化のピークが迫る現在、ケアの質が再び重要性を増している。効率性や経済性を優先した運営によって、ケアの質を落とす現場も後を絶たない。あるいは施設内のことで手一杯で、地域連携は名ばかりになりがちだ。しかし、ケアポートはその誕生の時から、高齢者一人ひとりの尊厳を守り、地域づくりに寄与することを旨としていた。今も、高齢者ケアのモデルを自認し、地域とそこに暮らす人々の希望に応えるべく邁進している。

第1章　ケアポートの理念と運営

表　ケアポート事業全体の評価の概要

評 価 概 要

対象団体名	社会福祉法人庄川福祉会・社会福祉法人よしだ福祉会・社会福祉法人みまき福祉会
対象事業名	「高齢者総合福祉施設（ケアポート）整備事業」
対 象 年 度	1989年度～1999年度（11カ年）
助 成 実 績	1989年度～1999年度　累計 4,501,700千円
評価選定理由	先駆的モデル事業として取り組んだ施設整備事業を調査・分析し、事業の成果を検証する。

※注　全体評価基準
- レベルA：秀逸である
- レベルB：優良である
- レベルC：標準的である
- レベルD：改善すべき問題がある
- レベルE：劣っている

事 業 要 約

○事業目的

本事業の受益者
　＝施設整備者・施設利用者・地域住民　等

　事業当時のわが国の高齢者福祉施設における生活環境水準は北欧等に比べて著しく低く、入居者のプライバシーの確保さえままならぬ状況であった。このようなことから、本事業では、先行して行われた研究会の成果に基づき、今後の高齢社会において模範となる高齢者福祉施設像を、高齢者の人権を尊重した施設、高齢者が生きがいを感じることができる生活の場としての施設、看護や介護が効果的・効率的に与えられる配慮がなされている施設とし、このような理想的な施設のモデル整備を目的として行った。

○事業目標
①高齢社会にふさわしい施設の理想像を全室個室の高齢者福祉施設とし、そのモデルを提示することにより、行政・福祉関係者等の意識を啓発し、わが国の高齢者福祉施設の質的水準の向上を目指す。
②施設の地域開放を進め、高齢者福祉施設のイメージを刷新し、地域住民のボランティア活動を取り込んだ施設運営を進め、併せて地域住民の介護や医療、健康づくりに対する意識啓発やスキルアップを図っていく。
③医療・保健・福祉の連携を進め、在宅・施設に関わらず高齢者が生活や健康に不安を感じることなく生きがいをもって生活し、必要に応じて効果的、効率的な看護や介護を提供する環境整備を推進する。

○事業実施内容
高齢者総合福祉施設（ケアポート）整備事業の概要
＜ケアポート庄川の整備＞
・1990年7月～1992年3月
・RC造地下1階地上2階建（延 6,376 m^2）
・老人保健施設、老人福祉センターの整備
＜ケアポートよしだの整備＞
・1993年3月～1994年2月
・SRC造一部木造平屋建（延 3,752 m^2）
・高齢者生活福祉センター、プール等の整備
＜ケアポートみまきの整備＞
・1994年2月～1995年10月
・RC造地下1階地上2階建（延 7,212 m^2）
・特別養護老人ホーム、25mプール、診療所の整備

○事業成果
　高齢者福祉施設のモデル整備は、多数の視察やマスメディアによる取材などにより十分な情報発信効果をあげ、国の新型特養（個室ユニット型）の基礎を築き、特別養護老人ホームの原則個室化に大きな貢献を果たした。
　また、地域における在宅支援の拠点として地域福祉の向上に寄与するとともに、地域資源である温泉を活用したプール整備やプールを活用したプログラム開発により介護予防事業にいち早く取り組み、地域住民の自立期間や余命の延長、医療費の削減などの成果を収め、大きな注目を集めている。
　さらにボランティアの育成、施設の地域開放、地域拠点の形成などを通じて、住民が地域に住み続けることを支援する医療・保健・福祉の総合機関としての信頼感を育んだほか、住民の地域福祉に対する自発的な取り組み等を誘発しており、多様な成果が確認される。

評 価 結 果

○総合評価
レベルA（秀逸である）※注
　本事業においては、全室個室の高齢者総合福祉施設のモデル施設として、わが国における特別養護老人ホームの原則個室の制度化に直接、間接に多大な影響を与えた。さらに、併設施設を活用し医療・保健・福祉が連携したプログラムの開発により高齢者の自立期間の延長や医療費の削減などに効果を及ぼし、高齢者が住み慣れた地域において自立的な生活を営むことに貢献している。このような実績が認められ、ケアポートからは身体教育医学研究所が派生し、研究所が開発した介護予防プログラムがより広い範囲に拡大し続けている点も注目される。また、ケアポートは設立当初より地域づくりを志向しており、介護サービスの提供だけにとどまらない幅広い事業展開を進めてきており、今後課題となっている地域包括ケアシステムの構築という観点からみても先駆的である点が高く評価できるとともに、今後一層の展開も期待される。

○改善提案例
　地域包括ケアシステムの構築に必要な住民基盤の構築から広域介護システム形成までのノウハウを各ケアポートが部分的に持ち合わせていることから、今後はケアポート間の連携を強化し、相互補完することにより、ケアポート独自の高齢者の持続的な居住支援モデルを創造し、情報を発信していくことが期待される。

○総合振り返り（事業担当部署使用欄）
　本プロジェクトに対する事業評価の結果、本事業がモデル施設として福祉制度へ多大な影響を与えたほか、医療費削減にも貢献したことを改めて確認できた。本事業が地域づくりを志向している点もあることから、実施団体とコミュニケーションをとりながら更なる展開につなげたい。

（及川春奈）

2

保健・医療・福祉の総合施設
ケアポートみまき

 ケアポートみまきの誕生

　ケアポートみまきの建設は、「小さな村の大きな夢」の実現に向けた取り組みだった。長野県北佐久郡北御牧村（当時）は佐久広域圏の最西端に位置し、行政は佐久管内、生活圏域は上田・上小圏域にあった。病院や老人福祉施設からも離れていたことから、「わが古里に安心して暮らしていける施設がほしい」との願いが強かった。特に女性は、将来を考えると親の介護に不安を抱えていて、福祉の核となる施設を拠点として在宅福祉サービスを利用することができれば、住み慣れた地域で暮らし続けられる——と考えていた。その切なる要望は、署名活動に展開し、村全体を上げて気運が高まり福祉政策を動かしたのであった。

　特別養護老人ホームの建設は、通常、国庫補助金を申請し、限られた制度の中で行われているため、全室個室型、広々とした居住空間、温泉の活用などといったいくつかの注文にはこたえられるはずはなかった。

　そこで、(財)日本船舶振興会〔現・(公財)日本財団〕の高齢者福祉モデル助成事業を導入することを、当時の小山治村長が先見的に決意した。村民はじめ議会、長野県に対して、日々東奔西走した。その結果、全国で3番目のモデル事業として決定をいただき、夢の実現に向けてスタートを切った。

　この事業の助成を受けるため、1993（平成5）年2月に村立の社会福祉法人みまき福祉会が設立され、同時に建設運営委員会（日野原重明委員長＝聖路加看護大学長・当時）が15人のメンバーによって構成された。8回に及ぶ会議が開かれ、施設の機能と地域社会を考慮し、長期的な展望に立った基本設計と実施設計を決定した。

　特に当時は、全室個室の考え方は斬新的で、現場としては不安が残っていた。そのため、職員側もワーキンググループをつくり、施設内の往来経路や働きやすさ、行政との関わり、医療との連携など、施設計画と並行して多くの検討・議論を重ねた。

　そして最終的な建設のコンセプトを5項目掲げた。①保健・医療・福祉の総合化、②在

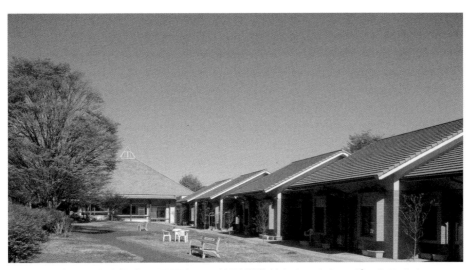

写真1　全室個室の平屋建ての特別養護老人ホームケアポートみまき

宅生活の継続、③自立生活の維持・継続（身体の自立、心の自立）、④地域に開かれ「地域創造活動」のシンボルとなる施設、⑤地域資源の有効活用——である。

　1994（平成6）年2月建設に着手、翌1995（平成7）年4月、特別養護老人ホームケアポートみまきが開所した（写真1）。最大の特長は全室個室型特養で、鉄骨平屋建ての北欧型建築とした。廊下の全長は約70mあり、職員は施設内をミニサイクルで移動していたと聞いた。

　特養50床、ショートステイ10床。ホテルを思わせる老人ホームは、一躍「名所」となり、開所以来、全国から1万8000人を超える視察者を受け入れた。開所から7年後の2002（平成14）年には、厚生労働省の個室ユニット型が制度化されたが、その先駆けであったことは間違いない。今から20年以上も前のこと、当時は「ユニット」という言葉もなく、全室個室型特養はこれからの福祉行政の底上げでもあり、そのモデル事業として高いハードルだった。

　一人ひとりの個性を尊重する——。食事や入浴、日常生活が少人数の家庭的な雰囲気の中、グループ単位で営まれるという個別ケアを基本とした新しい介護の特養が生まれた。当初の考え方は、施設の入居者を自宅へ戻すことだった。特養という施設ではあったが、あくまでも在宅を基本とし、個室は在宅へ帰るものを目指してきた。

　初代施設長の田丸基廣氏（現・東御市副市長）が説いた、「いつまでも健やかに生き生きと安心して暮らし続けたい。その願いをかなえる核となります」を基本理念として、今につながっている。

コラム 1

小山　治・北御牧村元村長

やがては私たちの通る道――。

　この言葉が今でも耳元から離れません。まもなく立村100周年を迎える1988年の早春、老人介護を考える有志の会の皆さん方の声でした。

　私はハッと気づき、まずは手づくりのデイサービスを、ボランティアグループすずらん会の協力で始めました。寝たきりなどの皆さんや介護者のために、せめてショートステイができる施設をと考え、地域福祉センターみまきの家を設置したのが1992年。そして、地下資源（温泉）を生かした保健保養地（御牧バーデン）計画中で西欧の保健福祉事情等も研修していた時期に、幸い（財）日本船舶振興会［現・（公財）日本財団］の高齢者福祉モデル事業の第3号に選定され、1995年にケアポートみまきを開所することができました。

　開所にあたっては、故・日野原重明先生（建設運営委員長）、故・黒沢正憲先生、故・矢嶋嶺先生、故・伊東敬文先生、武藤芳照先生をはじめ、大変多くの専門家の先生方のご指導を受けました。この事業にご理解をいただいた故・吉村午良元長野県知事と、日本財団の曽野綾子会長との旧知のご縁が、この施設で再びつながったことも懐かしい思い出です。このモデル事業は、日本財団に加えて、県、近隣市町村、周辺企業や多くの村民から資金的な支援までいただき、誠にありがたいことでした。

　開所後は、全国初の全室個室型特別養護老人ホームや総合的な在宅介護支援といった福祉面の充実はもちろんのこと、保健・医療・福祉の総合施設の中核を担うみまき温泉診療所における健康管理から看取りまでの総合的な医療の推進、そして、温泉アクティブセンターや身体教育医学研究所が行政とともに進めた温泉を活用した健康づくり・介護予防事業の実践など、モデル施設として担うべき取り組みが展開されました。

　2001年には、国民健康保険中央会の「医療・介護保険制度下における温泉の役割や活用方策に関する研究」――委員長は『PPK（ピンピンコロリ）のすすめ』（紀伊國屋書店）の著者でもある医事評論家の水野肇先生――において、温泉を活用した保健事業を積極的に推進している市町村の中で最も高齢者医療費が低下している自治体として、一定の評価をいただくことができました。

　しかし、この施設の存在価値は、充実した施設サービスだけでなく、集落単位、さらにはご自宅での生活を支えてこそであります。地域に暮らす人たち誰もが望むピンピンコロリを支える保健・医療・福祉の拠点施設であり続けてほしいと思います。

ケアポートみまき建設のコンセプト

ケアポートみまき建設にあたり、次の5項目をコンセプトに掲げた。

(1) 保健・医療・福祉の総合化
　地域の高齢者一人ひとりが、必要とするサービスを総合的に受けられるよう、保健・医療・福祉の窓口を一本化しサービスを提供する。

(2) 在宅生活の継続
　高齢になってもできるだけ長く在宅生活が継続できるよう、高齢者とその家族を総合的に支援していく。特別養護老人ホームについては、自立した在宅生活の継続を支援する施設、入居しても在宅の延長として自立した生活が営める施設として位置づける。

(3) 自立生活の維持・継続（身体の自立・心の自立）
　高齢者が住み慣れた自宅や地域で、その人らしい尊厳のある暮らしをいつまでも自立して営めるよう、現在持っている身体能力、生活能力の維持・活用を図っていく。

(4) 地域に開かれ、地域創造活動のシンボルとなる施設
　幅広い年齢層の地域住民が気軽に利用できるように、交流・スポーツなどの付帯施設を充実させ、施設・ゾーン全体を地域にとけこんだ開放的で明るいイメージとする。ケアポートみまきは、健やかで暮らしやすく活気に満ちた地域社会を、地域住民が参加のもと創造していく活動の拠点になると同時に、活動のシンボル的な存在になることを目指す。

(5) 地域資源の有効活用
　「温かい心の通う地域づくり」をモットーに、温泉資源、スポーツ施設を有効に活用できる施設とし、周囲の環境との調和や景観を十分配慮する。

＜施設概要＞
◇事 業 名　　　（財）日本船舶振興会　高齢者福祉モデル事業
◇実施主体　　　社会福祉法人　みまき福祉会
◇工　　期　　　平成6年2月～平成7年10月（温泉アクティブセンター完成）
◇所 在 地　　　長野県東御市布下6番地1
◇構　　造　　　鉄筋コンクリート造　平屋建（一部2階建）瓦葺（かわらぶき）
◇敷地面積　　　15,640 m^2
◇延床面積　　　7,212 m^2

<部門別の施設区分>

区　分	面　積	主　な　施　設
居住部門	3,505 m²	特別養護老人ホーム（定員50名、ショートステイ10名） 居室、デイルーム、レストラン、サンルーム、個浴 他
健康増進部門	2,180 m²	温泉アクティブセンター（25m、流水、スパプール、低温サウナ）、ふれあいホール（多目的ホール—全部門共通）
在宅支援部門	1,008 m²	在宅介護支援センター （事務室、相談室、会議室、マネージメントセンター）
医療部門	519 m²	温泉診療所＜東御市立みまき温泉診療所＞ （処置室、検査室、薬局、待合ホール、内視鏡レントゲン室）

<ケアポートみまき建設運営委員（当時）>　　　　　　　　　　　　　　　　　（敬称略）

（委員長）　日野原重明
（委　員）　岩下忠善　　武藤芳照　　紀伊国献三　　外山　義　　小林由衛
　　　　　　畑田　博　　池田順子　　太田昭夫　　　桜田百合子　水上　勉
　　　　　　柳沢京子　　石神重信　　神岡芳雄　　　苫米地行三　林　玉子
　　　　　　渡辺達三

<事業費および財源内訳>

区　分		金　額 （単位：百万円）	備　考
建設事業費		2,680	
財　源		2,680	
	補助金	1,815	日本財団
		180	長野県
		205	旧北御牧村
	寄付金	156	施設建設寄付金
	借入金	324	法人借入金

ケアポート建設の経緯

　公共の温泉として地域の人々に親しまれてきた御牧乃湯の開設は、1987（昭和62）年だった（**写真2**）。温泉資源を活用し、この一帯を整備する「みまきバーデン構想」から端を発した一連の計画で、デイサービス事業を行う御牧の家が誕生。その後、テニスコートや食堂を併せ持つ道の駅ができた。そして、最終的にケアポートみまきが完成したことになる。
　当時、村の一般会計予算が36億円という中で、ケアポートみまきの建設費は26億8千

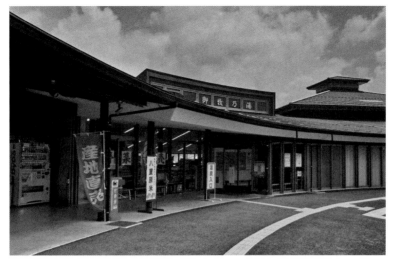

写真2　ケアポートみまきに隣接する御牧乃湯

万円だった。その規模の大きさと重要な役割を持った施設——。建物はできたが中身をどうするのか？　大きな課題でもあった。

　建設のコンセプトを実現するため、村行政の保健福祉課が本庁舎からケアポートの総合相談窓口へ移転した。村の診療所も施設の中央部に併設された。特養施設を拠点として、在宅での支援を進めるため、地域の診療所（かかりつけ医）が必要だったからだ。加えて医師の地域医療に対する思いが、"みまきの住民"との信頼を深めていった。

　診療所（現・東御市立みまき温泉診療所）は、特養やショートステイのほか、在宅を支える訪問診療、リハビリテーションも行っている。介護、福祉、そして健康づくりに向けたケアポートの「連携の要(かなめ)」になっている。

　三代診療所長でみまき福祉会理事長の倉澤隆平氏は、「医療幻想から醒(さ)めて」と、ことあるごとに講話される。「医学の急激な発展によって、あらゆる病気は治る、治せる、治さなければならない。そんな幻想に陥っている」と。

　私たちは今、キュアの医療からケアに軸足を置いた医療、福祉を目指し、支え支え合いながら地域で暮らし続けていくことが求められている。そして、看取りまで含めた仕組みをつくっていくことが、大切な役割であると考えている。地域医療の原点がこの診療所にある。社会福祉協議会も、隣接する地域福祉センター御牧の家の中に入った。以前からデイサービス事業とホームヘルパー事業を展開し、ケアポートが生まれる前から在宅の拠点として活動を続けていた。

温泉アクティブセンターもオープン

　開所から6カ月遅れて、温泉アクティブセンターがオープンした。25mプール6コース

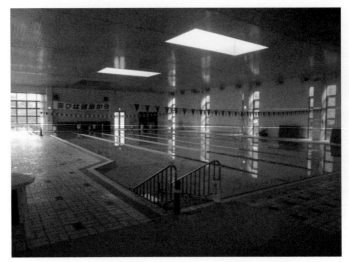

写真3　温泉アクティブセンターの25mプール

(写真3)、流水プール、リラクゼーションプール、ドライサウナを完備した施設だ。温泉プールには、子どもからお年寄りまで、多くの世代や障害のある方々が交流できる多機能プールをつくり、健康づくりと介護予防を目指したもので、基本構想は武藤芳照先生（東京大学名誉教授、東京健康リハビリテーション総合研究所所長）によって提案され実現した。

　予防がないと成り立たない！　健康になるためのアプローチ！　村人がお金を払って健康を追求する！　そんな地域住民の真面目な気性が、水中運動の効果と生きがいにつながった。そして、このプールでの人々の出会いが、新たなコミュニティ創造として広がりを見せた。当初200人の会員が、現在では大人900人、子ども350人。近年は子ども会員が増加傾向にある（図1）。また1日の利用者は450人にのぼり、その割合は東御市民が半分を超している。

身体教育医学研究所の活躍

　地域住民への啓発や普及、予防活動に対して大きな実践部隊として活躍したのが、公益財団法人身体教育医学研究所（愛称・しんたい）だ。保健・医療・福祉を総合的に研究、発展するための組織として、1999（平成11）年5月ケアポート内に開所した。これも武藤芳照先生にご提案をいただいたもので、東京大学の皆さんとの関係がスタートするきっかけになった。今では、身体教育医学研究所なくしてケアポートみまきが語れないほどであり、東御市のシンクタンクとして市内をはじめ各地で活動が続けられている。

　このように、ここケアポートみまき一帯には、社会福祉法人の職員、行政の職員、診療所の医師、コ・メディカル、社会福祉協議会の職員、温泉アクティブセンターのインスト

図1 温泉アクティブセンターの会員数の推移

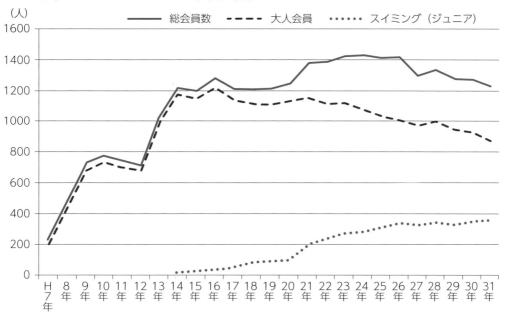

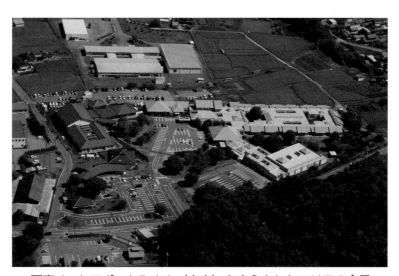

写真4 ケアポートみまき(中央)を中心としたエリアの全景

ラクター、身体教育医学研究所のスタッフらが集まり、保健・医療・福祉が融合した地域の核となるエリアが誕生した(写真4)。

医療費削減の成果

ケアポートの活動がその成果として、市町村合併前の旧北御牧村当時、大きな反響を呼んだのは医療費の削減だった。ケアポート開設は1995(平成7)年度だが、1994(平成6)〜

図2 ケアポート開設から10年間の北御牧村1人あたり老人医療費の推移

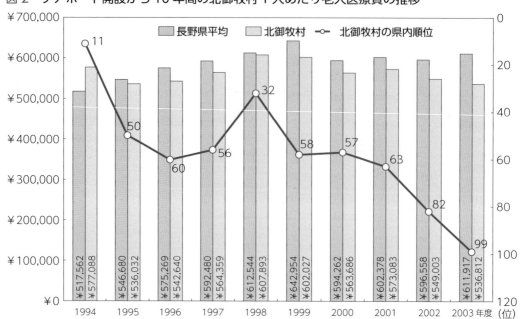

2003（平成15）年度の10年間で、1人当たりの老人医療費が長野県全体では10万円増加している中で、当時の北御牧村では4万円減少した（図2）。このことがマスコミでも取り上げられ話題となった。当時の医療費の順位も県下120市町村中、上位の11位から99位に下がり、テレビ朝日の「報道ステーション」で大きく紹介された。

　健康づくりと医療費の関係は、高齢者の介護予防の実践活動の効果として温泉アクティブセンターの活用と、診療所のスタッフがもたらした結果であり、まさに医療、福祉の連携の成果といっていいだろう。

　この連携の活動が今現在も続けられている。毎週1回定期的に行われている多職種協働連携支援会議だ。診療所の会議室で、医師、看護師、ケアマネジャー、介護士ら各担当者が集まり、情報の共有をはじめ地域の中で寄り添うための支援として、「医療・福祉の関わりは何か」について話し合いを行っている。

　「病気や不自由さ」ばかり、つまり表れている面だけを見るのではなく、見えない姿や思いをきちんと見ているのか？　そのことを共有しながら、チームとして支えていく。そんな医師の指導や医療の支援が、私たちの後押しをしている。開所以来の保健・医療・福祉が融合した複合型施設としての取り組みだ。ケアポートみまきの医療連携が、ここにある。

介護保険導入と市町村合併

　1995（平成7）年4月に開所してからほぼ四半世紀が経過した現在、ケアポートみまき

のブランドは地域に根づいた。支え支えられてよりよく生きる地域づくりを目指して活動を進めている。この間、いくつかの時代の変化の中で、ケアポートみまきも変革の時を過ごした。

2000（平成12）年からの介護保険制度は、措置から契約に向けた大きな変革で、介護保険料の徴収や1割負担が明確となった。サービスの質の向上が一層求められ、ほかの民間事業所の開設が始まって、1村1施設の環境にも大きな変化をもたらした。

そんな中、特別養護老人ホームやデイサービス事業は順調に活動が進められ、経営的にも安定期を迎えた。旧北御牧村にとってのケアポートみまきは、社会福祉法人とはいえ、行政や診療所との密接な関係を保ちながら、村民目線を大切に取り組みが進められた。

その後、全国的にも行政枠の見直しが進められた中、いわゆる市町村合併ブームが到来した。旧北御牧村は北佐久郡の最西端にあり、中心地は佐久市、小諸市だった。当初は、同じ郡内に隣接する立科町、望月町、浅科村との協議が始まった。この地域は蓼科山を源流とする農業地帯で、古くから川西4カ町村として交流があった。しかし、佐久市に隣接する浅科村は同市との合併に臨み、中間である望月町が残り3町村合併の鍵を握ることになった。

同時に村民アンケートも進められたが、北御牧村は生活圏域が上小圏域に向いていたことから、川西地域よりも小県郡東部町との合併を望む声が高くなっていた。最後の最後には、望月町が佐久市への合併を決め、残る立科町は合併しない方向（独立）となった。

北御牧村は東部町との合併に駒を進め、北佐久郡から上田広域圏に移行した。1町・1村の合併人口は3万人を超えたため、新たな市が誕生することで協議が進められた。この結果、東部町の「東」と北御牧村の「御」を合わせた東御市が、2004（平成16）年4月誕生した。これ以降、長野県下の合併が進み、120あった市町村が現在は77市町村となっている。

合併の影響は、ケアポートみまきでも大きな変化となった。今までケアポート内には行政や社協、診療所が入り、職員も仕事もごちゃまぜの中で進められてきた。地域の保健や福祉部門は、すべてケアポートみまきで"こと"が済んでいたのである。しかし、合併によって行政部門の統合が行われ、数年のうちには行政も市役所に戻り、社協が統一され、診療所とケアポートが残った。そして、行政との連携も時が経つにつれて遠のき、財政的な支援も縁遠くなっていった。

福祉会の経営も、「最後は行政」という観点が一掃され、社会福祉法人としての1団体が生き残るための施策が求められることとなった。市内にもう一つある社会福祉法人ちいさがた福祉会と対比される中で、甘えは通用しなくなっていった。

一番迷惑を被ったのは旧北御牧村民である。総合窓口がなくなり、行政の仕事は本所へ行かなければらちが明かず、どうしようもないやるせなさに、住民ばかりでなくケアポートも困惑した。

ただ、合併の事業すり合わせの中で行政、診療所、身体教育医学研究所、ケアポートで組織するケアポート連絡会は、現在でも会議を行い、情報の共有を行っている。

医療・介護の連携と元気な地域づくりに向けて

振り返るとケアポートみまきの25年は、先人の熱意と日本財団の先見性と大きな支援、そして地域住民の思いによって歩んできた。そのハードやソフトを次代につなぐためにも、「今」まさに地域で考え、行動していく「時」であろう。地域が元気でいることが、地域で暮らし続けていくための原動力であるからだ。

そのために、在宅支援のための拠点整備として、在宅総合支援センター構想を立て、2015（平成27）年2月、在宅総合支援センターみまきの家をオープンした。木造建築の平屋建（一部2階）で、地元のカラマツを使った木の温もりある施設だ。ショートステイ、デイサービス、居宅支援、訪問介護、交流ホールでの介護予防、トレーニングセンターなどを集約。多彩な選択肢によって在宅を可能にしたい――ということが目的である。

同センターには完全個室型のショートステイ20床を新設。緊急の受け入れにも応じる。また、独り暮らしや高齢者世帯が増加している中で、最期を迎える看取りの受け皿にもなる。一方、今まで特養併設のショートステイ12床はすべて特養化として移行し、長期入所を66に増床した。

そのほか、デイサービスではわがままが言えるデイサービスを目指し、個別性を重視した多機能な支援を行い、特に男性利用者が楽しく過ごせる場を提供する。

トレーニングセンターはデイサービス、ショートステイ利用者の機能訓練や介護予防事業のほか、一般の方々の健康づくりを行い、それぞれ目的に合わせた運動プログラムを提供。健康運動指導士やPT（理学療法士）がチームをつくって指導していく。

総合相談窓口にはケアマネジャー、訪問介護、訪問看護が連携して支援ができるように、情報を共有してチームで在宅を支える機能を備えた。

同センターのコンセプトは、在宅での機能を集約し、特養の施設から在宅に向けた取り組みであり、「自宅が個室に、道路が廊下に、車が足となって、人が動くこと」をモットーに支援を進めていくものである。

ケアポートみまきが目指すもの

人の一生を「ああしろ、こうしろ」と言うのではないが、その選択肢としての考え方や環境が整っている地域であってほしい。それが、小さくてもきらりと光る東御市である気がする。ケアポートみまき開所からの基本理念として継承されていることにつながる理念でもある。そのための施策として、次に目指すところを考えたい。子どもからお年寄りま

で、障害のあるなしを問わず、全人類的な考え方としてとらえ、ケアポートみまきが目指す方向性の4本柱とする。

> (1) 住み慣れた地域で暮らす自己決定に対応する「ゆめひとつながり手帳」の普及
> (2) 元気に暮らす介護予防活動の推進 「予防プログラム」も普及
> (3) それらを取り巻く環境（ハード、ソフト、システム）の整備
>   　制度や制度外のシステム、総合相談窓口の再検討
>   　ボランティア活動の新たな展開
> (4) 介護福祉現場に働く人々の確保、育成

老後も地域で暮らせる東御市

　そのためにも、地域で支え支えられる仕組みづくりを皆で模索したい。子どもからお年寄りまで、顔の見える関係の構築が地域包括ケアシステムにつながっていく。

　私たちが歩んできた25年はハード、ソフト、システムも試行錯誤だった。その間、福祉制度も変遷した。「措置から契約へ」、そして「施設から在宅」へという流れの中で、介護・福祉に関わる国の社会保障施策は、まだまだ未成熟ではないかと思う。ケアポートみまきからの発信はいよいよこれからが本番である。

　ケアポートの特長である個室型、在宅センター、温泉アクティブセンターのハードを活用し、地域包括ケアシステムのモデルとなることを目指す。そのための地域連携として、関係者が横のつながりを持つことが大切だ。東御市の将来像を描き、どうすればそれがかなえられるかきちんと議論し、共有していかなければならない。

　私たちが2016（平成28）年から取り組んでいる出前講座は、地域へ出向き、そして地域とともに考え、行動していく試みの一つである。その中で、元気なモデル地域を発掘してはどうかと考える。特に地域密着型デイサービスのある、地域との関連性を深め、元気な地域づくりの第一歩として、その一助を担っていきたいと試行錯誤している。

　また、全国三つのケアポートらしさ、特徴ある取り組み、これらの情報の共有を行い、地域から県を超え国へと発信することによって、国が動き、何かが変わることも夢ではないと思っている。そのためにも、身体教育医学研究所や多くの方々の知恵や支援をいただいて、これから先の10年、20年へと続くケアポートでありたいと願いを込めている（写真5）。

写真5　ケアポートみまきの活動の様子

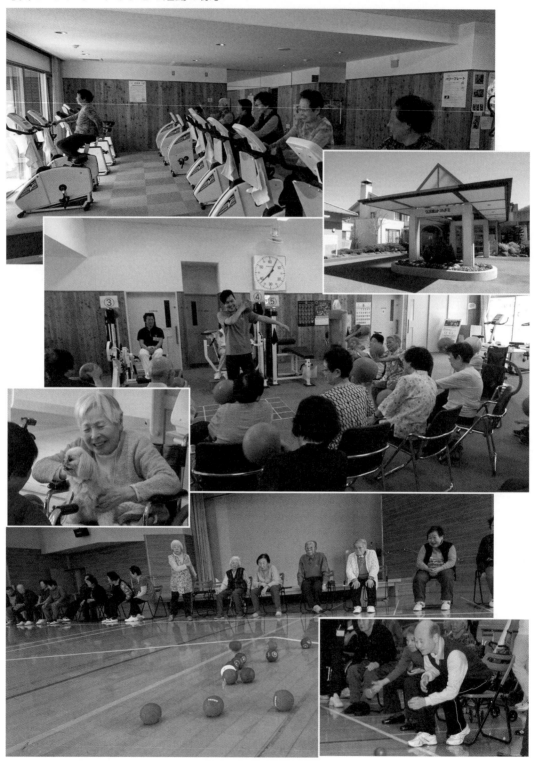

（翠川昌博）

第1章　ケアポートの理念と運営

仲間のケアポート

 ケアポート庄川（富山県砺波市）

　ケアポート庄川（写真6）は、富山県西部の砺波市（旧庄川町）にある。施設開設は1992（平成4）年。その後2004（平成16）年に、旧庄川町と旧砺波市が合併して新砺波市が誕生した。

1．建設までの経緯と事業拡大

　旧庄川町は、将来想定される高齢者施設のあるべき姿として、①高齢者の人権を尊重する、②高齢者が生きがいを感じることができる生活の場とする、③看護や介護が効率的、効果的に配慮できる施設——を目指し、1986（昭和61）年に庄川町総合福祉施設懇談会を設立し検討を始めた。

　1989（平成元）年、（財）日本船舶振興会［現・（公財）日本財団］から高齢者福祉モデ

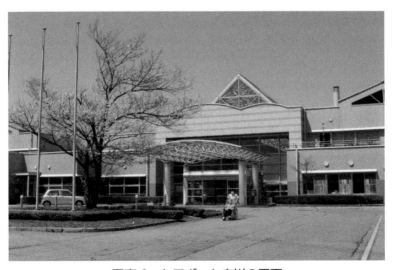

写真6　ケアポート庄川の正面

37

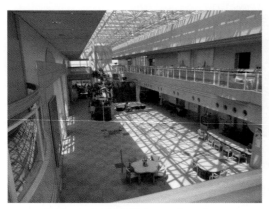 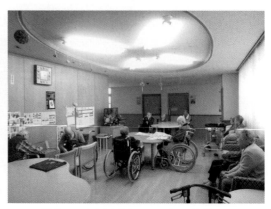

写真7　正面玄関内のアトリウム　　　写真8　居室近くのリビングゾーン

ル施設として事業採択を受け、日野原重明・聖路加看護大学長（当時）はじめ保健、医療、福祉を代表する諸先生に参画いただき、社会福祉施設モデルタイプ構築研究会、建設専門委員会による具体的な議論を開始した。1992（平成4）年に、高齢者福祉モデル施設全国第1号としてオープン。介護保険導入後の2005（平成17）年に、デイサービスセンターを本体施設から切り離して隣接地に新設した。定員を50人と倍増して大規模型にし、在宅介護を支える大きな柱とした。

　翌2006年、退所者のフォローとして訪問リハビリを開始。さらに2009（平成21）年には小規模デイサービス「ゆずの木」（定員15人）を、本体から5km離れたサービスの空白地帯に開設した。

2．施設の概要と運営方針

　ケアポート庄川の施設の特徴は北欧風デザインだ。正面玄関を入ると吹き抜けのトップライトつきアトリウムがある（写真7）。ホテルを思わせるほどの明るさの開放的な空間で、地域開放スペース、交流スペースなど、いろいろな使い方をしている。

　さらに、リビングゾーンを4カ所設けている（写真8）。現在のユニット型が普及する前にすでに整備済みで、大変注目された。老人保健施設をはじめ、通所リハビリ、訪問リハビリのほか、在宅介護支援センター、居宅介護支援事業所、通所型サービスA「予防ひろば」も併設している。前述の大規模デイサービスセンター、地域密着型のデイサービス「ゆずの木」も運営する。

　運営方針は、①在宅生活福祉（介護）を支援する拠点施設、②プライバシーの尊厳と自立を援助する在宅復帰施設、③ボランティアの協力により地域に根ざし、開かれた施設であること――の三つだ。建設当時から、いずれも在宅と地域という視点を重視して運営している。

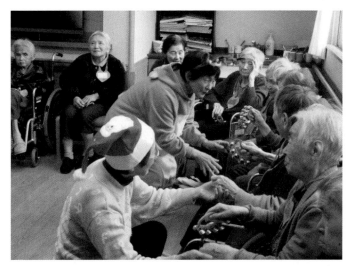
写真9 認知症の方々を対象にしたミュージックセラピー（音楽療法）活動

3. 在宅支援に向けて

　在宅支援の取り組みの柱は、①ショートステイの受け入れ、②看取り、③介護予防事業だ。介護保険サービスとの切れ目ない対応である。

　ショートステイは開設時2床だけだったが、現在は一時的に入院された方の「空き室」を含め7〜8床を活用している。地域密着型老健施設として、介護＋医療＋リハビリの存在という強みが、地域のニーズにこたえている。

　看取りについては、老健施設の機能として多職種の力を兼ね備えていることから、慣れ親しんだ施設での最期を望まれる本人や家族の思いが強い。在宅支援と看取りは相反するものではなく、住み慣れた地域での生活を支えるという観点から、一つの在宅支援のあり方といえる。

　介護予防事業として介護保険サービスとの切れ目ない対応では、開設当初から社会福祉総合施設として福祉センターを開設。現在は介護予防・日常生活支援総合事業（予防ひろば）に転換している。今後の重要な事業として位置づけていて、利用者の日常生活の支援、悩み相談、体調変化などに気づき、施設内の在宅介護支援センターの個別サービスへと切れ目なくつないでいくことができている。

　ケアポート庄川の大きな特徴の一つがボランティアとの協働だ（**写真9**）。開設以来、ボランティア意識の高い住民に、日野原先生のご指導が浸透。多くの支援ボランティアの方々が活動している。前述の予防ひろば開設にあたっても、ボランティアから声をあげていただくなど、協働で事業展開ができつつある。また、専任のボランティアコーディネータを配置し、ボランティアの皆様との協働体制づくりに力を入れている。

　開設当初からケアポート庄川支援ボランティアの会があり、日常的支援、心理的支援、

環境美化など、多岐にわたって活動していただいてきた。保育園、小学校、中学校から地区老人クラブなどの団体と、さまざまな方々が定期的に多様なボランティア活動に取り組んでいる。

4. これからの展望

　今後の方向性として、「庄川版」地域包括ケアシステムの構築を目指していきたい。地域包括ケアシステムの構築（医療・介護・予防・住まい・生活支援）が、さし迫った課題とされている。だが、住民の多様なニーズが潜在的にあるにもかかわらず、現実にその思いがなかなか届きにくいのではないか。市町村合併から15年近くが経過し、検証の中でそのようなことを感じている。

　現在のケアポート庄川在宅介護支援センターは、市街地から山手へ2kmほど離れた場所にある。だが、行政とのつながりを考え、今後は市街地へ進出し、庄川地区全体の包括ケアシステムの中核として、さまざまな相談支援や総合的な支援を構築するために体制を整えていきたい。

　それが、さまざまな状態や環境にいる高齢者らが、住み慣れた地域でいつまでも安心して切れ目なくサービスを受けられる仕組みをつくることにつながると考えている。住民の幸せのためにその一翼を担っていきたいと思っている。

（山田和美）

ケアポートよしだ（島根県雲南市）

　雲南市は島根県の東部にあり、南部は広島県に接している。市の総面積は 553.18 km²、島根県の総面積の 8.3% を占め、その大半が林野だ。施設がある同市吉田町は島根県南東部の山間部に位置し、人口 1660 人で高齢化率 46.87%（2019 年 4 月末現在）。2004（平成 16）年の合併時（旧吉田村）の面積は 113.98 km²。人口密度 21.4 人と、やはり山林がほとんどを占めていた。

　ケアポートよしだは、（財）日本船舶振興会［現・（公財）日本財団］の高齢者福祉モデル第 2 号として、21 世紀の高齢化社会に対応し、過疎地域における安心で豊かな老後を築く拠点施設の役割を担うものとして、1994（平成 6）年に開設された（写真 10、11）。

　聖路加国際病院の日野原重明院長が委員長を務める建設運営委員会を結成。「数十人収容の老人ホームをつくっても、高齢化が進んでどうせ足りなくなる。それよりもお年寄りが元気に長生きするための施設をつくろう」というコンセプトが生まれた。

　地域の実情や到達点を踏まえ、高齢者のニーズに総合的多面的にこたえる施設を建設し、積極的な気持ちをもとに、基本的に自分の身のまわりは自分でできるような条件を整備する。そして年を取っても一生懸命生きる姿を地域社会のかけがえのないものとする。第 1 回建設運営委員会から、ケアポートよしだへの抱負としていただいたこの言葉は、これまで枯れることなく脈々と受け継がれてきた。

1．建物の魅力

　ケアポートよしだは保育所、小学校、交流センター、診療所、駐在所、スーパーが集まる地区の、そのまた中心に建設されている。天井の高い、開放感ある広いホールは地域の交差点の役割を持ち、今でも親の迎えを待つ子どもたちの声が響いている（写真 12、13）。

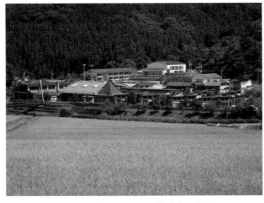

写真 10　ケアポートよしだ（左手前）はこのような田園の中にある。奥は小学校

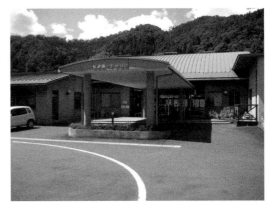

写真 11　ケアポートよしだの正面

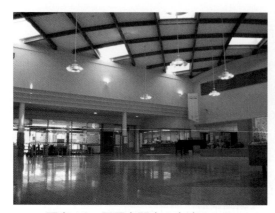
写真12　正面玄関内の交流ホール

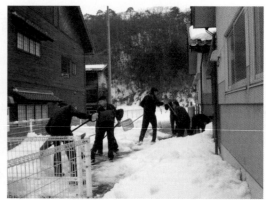
写真13　中学生のボランティアによる施設の雪かき

2. 元気で、世話にならずに暮らしたい

　これまで、高齢者の自立・共助を理念とし、健康増進活動に取り組んできた。

　2003（平成15）年3月、島根県保健環境科学研究所が実施した島根県における健康寿命の改善に関する研究で、高齢者の自立期間（要介護1の認定を受けるまでの期間）と平均余命が、島根県の県平均を大きく上回り、要介護者比率は圏域平均を下回るという結果が出た。その要因の一つ、プールを活用した転倒予防教室の効果が高いことも報告されていて、元気なお年寄りが多い吉田村を誇っていた。

3. 慣れ親しんだ地域で……

　介護サービスは在宅ケアを原則とし、通所介護、訪問介護を中心にサービスを提供してきた。しかし、介護する家族が減ってきている中山間地域は、宿泊できるサービスが不可欠となる。2008（平成20）年から、二つの小規模多機能型居宅介護を整備し、2016（平成28）年にその一つを自宅での看取りが可能となる看護小規模多機能に変更した。

　ケアポート設立20年を経て、現在、全国三つのケアポートが協力連携を図り、中山間地域における地域包括ケアの問題に取り組み始めている。

　ハードからソフトへ──。先人たちからの「思いのバトン」を引き継ぎ、新しいケアポートを「庄川」「みまき」とともにつくり上げていきたいと願っている。

（錦織美由起）

第 2 章

ケアポートみまきの施設・在宅サービス

1 施設での暮らしをより豊かに

 全室個室の特別養護老人ホームケアポートみまき

　1995（平成 7）年 4 月 1 日に、全国で初めての全室個室の特別養護老人ホームがケアポートみまきに誕生した（写真 1）。介護保険制度の発足前であり、特養のイメージもよくなかった時代に施設が地域の役割をし、個室が自宅の意味を示し、廊下が道路というコンセプトで、入居者一人ひとりの暮らしを支えてきた。今でいうユニットケアの原点を行っていたのではないだろうか。

　特別養護老人ホームケアポートみまきが取り組んでいるユニットケアの魅力は、次のようなキーワードで表すことができる。

（1）入居者の人生にしっかりと向き合える支援

　入居前のアセスメント（事前調査）から、入居予定者の生きてきた道筋を理解し、その人の人生に沿った暮らしや意向を第一に考えて支援を行っている。要介護者だから……という固定観念ではなく、自分がここの入居者だったら……という気持ちを常に意識をし、ユニットというチームで支援をしている。

（2）ゆっくりとした時間の流れの中で

　従来型施設のように、タイムスケジュールに合わせて支援をするのではなく、全室個室という環境を生かし、入居者の生活サイクルを理解した上で個々人の生活のリズムに沿って支援をしている（写真 2）。こうした取り組みによって、落ち着いた環境の中での暮らしがあると思う。

　面会に訪れる家族も多い。プライバシーが保たれた個室で、気を使わずに家族と過ごす時間を大切にしている。

（3）個人の自由を大切に

　個人の人生を大切にしたい。このため、外出や地域活動、趣味活動に加え、ゆっくりと居室で過ごすといった個人の自由を重視している。入居している方々は、自分でやりたくてもできずに不自由さを抱えている。普通のことを普通にできるよう、さまざまな職種が

第2章 ケアポートみまきの施設・在宅サービス

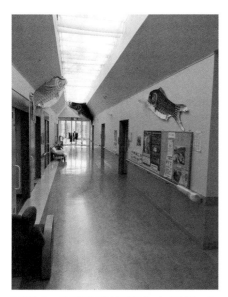

写真1 自然の光が明るいケアポートみまきの廊下に飾られた鯉のぼり

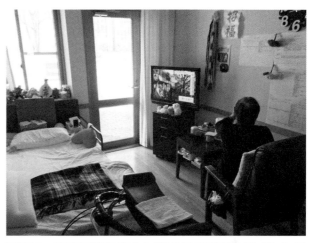

写真2 自宅同様に自由に暮らせる環境に配慮した居室

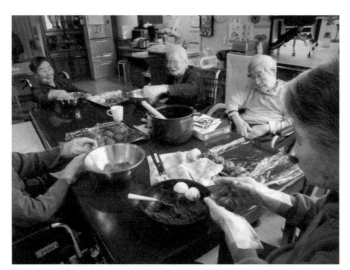

写真3 ユニットでのおやつづくり・調理

手を取り合い、連携という横のつながりを大切にしている。

　要介護状態になって施設で暮らしていても、その人らしく生き生きと安心して暮らし続けたい——という思いを支えていく。また、入居者の笑顔やご家族の姿に支えられているお互いの関係性が、この特別養護老人ホームケアポートみまきの真の姿であり、特徴であると思っている（写真3）。

(齊藤日出雄)

入居者の家族とともに

1. 入居者の家族会

　特別養護老人ホームケアポートみまきには、入居者の家族会がある。入居者がいつまでも健やかに生き生きと安心して生活できるよう、ご家族と施設の連携を密にするとともに、会員相互の協調、親睦を図ることを目的としている。

　毎年6月ごろに総会を開き、前年度の事業・会計の報告を行って、次年度の事業・予算などの計画を立てる。総会の前には、中庭遊歩道の花壇に家族会と職員で花の苗を植え、利用者、地域の皆さんが気持ちよく過ごしていただけるよう環境整備を行っている（**写真4**）。

　家族会の会長を中心に、より地域に開かれた施設となるようさまざま施設行事を行っていく中で、地域の方々との交流を図るための情報発信を考えている。

2. さまざまな行事

　春のお花見に始まり、ケアポート祭り（夏祭り）、敬老会、望年会（いわゆる忘年会だが、次の年への希望を込めた会という意味を込めている）などが大きな行事だ。ご家族も参加し、一緒に昼食を食べるなど楽しいひと時を過ごしている。

　施設全体の行事のほかに、各ユニットでの行事もある。誕生日会、そば・うどんづくり、おやき、まんじゅう、おはぎづくりなど、利用者の希望を聞きながら計画し実行している（**写真5**）。特にそば打ちは、昔取った杵柄（きねづか）の披露があったりする。職員も、そばの打ち方を利用者や家族の皆さんに聞きながら一緒に行う。

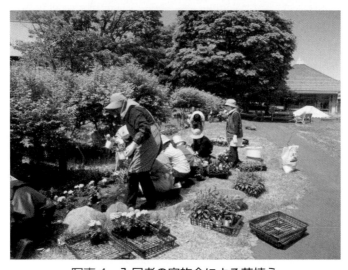

写真4　入居者の家族会による花植え

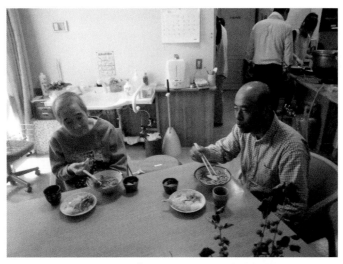

写真5　そば打ち後の楽しい食事風景

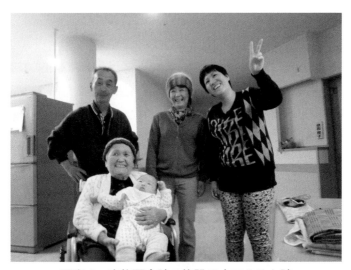

写真6　家族面会時の施設の中でのひと時

3．看取りについて

　ケアポートみまきでは、利用者の生きてきた道のりを尊重し、全人的に受け入れ、住み慣れた地域環境を大切にしている。死への過程にも敬意をはらい、痛みや不快な症状を緩和するなど、寄り添ったケアを行っている。

　看取り期のケアについては、死は自然な過程であり老いの延長上に死がある、一日一日の生活の延長線上に死があるととらえ、利用者、ご家族を支える取り組みをしている（写真6）。

（高橋里美）

介護する人の健康支援

1. 自分を守る――腰痛予防

　ケアポートみまきでは、職員を対象に「これだけ体操」を行っている。座り作業で前かがみ姿勢が続いた後、重いものを持った後などに、腰を反らす、腰を横に曲げる、腰をかがめる――といった、簡単な体操である（写真7）。

　これだけ体操は、介護をする人にとっての健康保持にぴったりだ。前かがみでの支援業務が多い職員にとって、腰痛予防に役立っている。ここ数年、腰痛による退職者がいないことは、この体操の腰痛改善効果であると考えられる。

　また、支援業務前にパワーポジション（スクワット姿勢）（写真8）を取ることで、支援中に下半身に力を入れやすくなる（＝介護の基本姿勢）。これだけ体操と合わせ行われていて、無理に上体をねじったり、反らしたりする動作が減り、脚力を用いた支援となるため腰痛予防へつながっているとみている。

2. 安心・安全な生活支援

　「持ち上げない介護」を目指しているのも、特養ケアポートみまきの特徴だ。2011（平成23）年度に、NLP（ノーリフトポリシー）委員会を発足させ、福祉機器・福祉用具の導入を行った。移乗動作にスライドボード、つり上げリフト、スタンディングリフトの使用を推進した。NLP委員となった職員が福祉機器・用具について、ユニット職員へ取り扱いの説明と使用方法をOJT（現場で、業務を通して行う教育訓練）として周知した。

　委員会発足当時は、腰痛で悩む職員が多かった。腰痛予防のベルトを常に腰に巻き、入居者の支援を行っていた職員は24人。約5年をかけ、福祉用具の取り組みが特養内で浸透、定着した。この結果、腰痛予防ベルトを常に使用している職員は2人にまで減少した。福祉機器・用具の使用定着まで、その都度ていねいに説明を行った成果である。

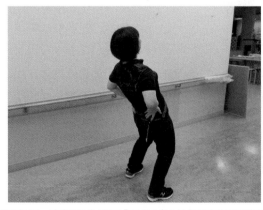 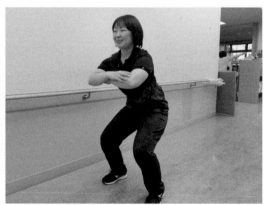

写真7　支援の合間に「これだけ体操」を行う職員　　写真8　支援業務就業前のパワーポジション

（丸山明日香）

グループホームほのぼのホームの暮らし

　ケアポートみまきに隣接するグループホームほのぼのホームは、デイサービスセンターきたみまきと、トレーニングセンターとの間の娯楽スペース前にある「ほのぼのホーム」と書かれた看板が立てかけてある場所に入ると、隠れ家のようにひっそりとたたずんでいる。

　だがグループホームでは、生き生きとした活動的な日々を規則正しく送っていて、そのたたずまいとは真逆的だ。具体的には以下の表1、2の通りである。

　季節の行事としては、月に1～2回は外出し、お花見や外食などを楽しんでいる（写真9、10）。特に回転寿司は、自分の好きな寿司を自分の量に合わせて食べられるので大好評だ。また、どんど焼きや東御市内の祢津東町歌舞伎観劇、保育園や小学校の運動会の観戦など、地域の方々からもたくさん声をかけていただき、積極的に地域に出かけている。また、春～初夏のころには畑づくり、夏～秋にかけては野菜の収穫や草取りなど、昔ながらの土に触れた作業も行っている。

　さらに最近は、併設の施設・身体教育医学研究所（愛称・しんたい）や健康プロジェクトの提供で、里山探検やボッチャなど、新しいことにチャレンジしている。また、ボランティアと一緒に昔懐かしいお手玉遊びを楽しむなど、新旧のさまざまなことに取り組んでいる（写真11）。

表1　ほのぼのホーム1日のスケジュール

	起　床
7：30	朝　食
8：30	バイタル測定（体温・血圧）、テレビ視聴 家　事（洗濯物干し・たたみ、食器洗い・拭きなど） ラジオ体操
10：00	お　茶 家　事（食器洗い・拭き、野菜切り・皮むき・下ごしらえなど） 個人レク（パズル、塗り絵、ぞうきん縫いなど）、テレビ視聴 集団レク（散歩、体操、風船バレーなど）
12：00	昼　食 昼休み（自室でお昼寝など）
14：00	家　事（食器拭き、野菜切り・皮むき・下ごしらえなど）
15：00	お　茶 入　浴 家　事（洗濯物干し・たたみ、食器拭きなど）、テレビ視聴 個別レク（パズル、塗り絵、ぞうきん縫いなど）
18：00	夕　食
	就　寝

※火・土曜の午前中は掃除（ぞうきん・モップがけなど）
　水曜の午前中はふれあいホールでボッチャの練習

表2　2017（平成29）年度　ほのぼのホーム行事計画表

実施月	計画内容
4月	お花見と外食　祢津歌舞伎見学　梅野記念絵画館での午後お茶 運営推進会議と家族会（第1回）　推進委員・家族合同食事会
5月	端午の節句　オープンランチ　梅野記念絵画館での午後お茶 みはらしの郷デイサービス足湯と明神館で昼食
6月	中央公園へ散歩と外食　オープンランチ　北御牧小学校運動会 運営推進会議と家族会（第2回）　推進委員・家族会合同食事会　バイキング
7月	七夕祭り　オープンランチ 外食
8月	みまきドカンコ祭り　外食 運営推進会議と家族会（第3回）　ケアポート祭り
9月	北御牧保育園運動会　オープンランチ 敬老会　北御牧中学校文化祭
10月	紅葉狩りとオープンランチ　梅野記念絵画館での午後お茶　北御牧小音楽会 運営推進会議と家族会（第4回）　家族との外出
11月	焼き芋会　おやつ作りとお茶会 外食　梅野記念絵画館での午後お茶　バイキング
12月	特養との合同望年会　クリスマス　餅つき 運営推進会議と家族会（第5回）　推進委員・家族合同お茶会
1月	常満区どんど焼き　繭玉つくり　いちご狩り 外食
2月	節分の豆まき　獅子舞 運営推進会議と家族会（第6回）　推進委員・家族会合同お茶会
3月	ひな祭り　お茶会 外食支援と散歩　バイキング

※天気の良い日は施設内の環境を有効活用し、屋外活動を積極的に取り入れる

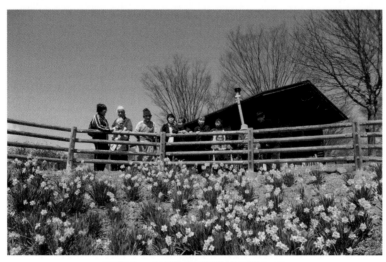

写真9　信州国際音楽村を訪ねて

第2章 ケアポートみまきの施設・在宅サービス

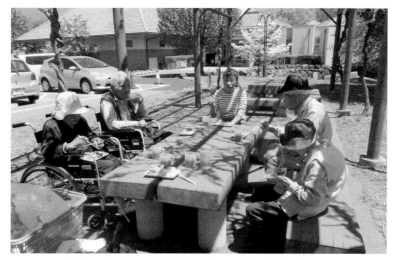

写真10　風薫る日に思い立ってオープンランチ

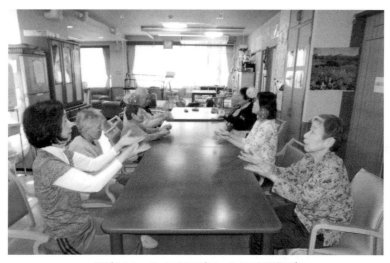

写真11　みんなで楽しくお手玉遊び

　それぞれの地域には、それぞれの地域ニーズにこたえた特色あるグループホームがある。ほのぼのホームは元気で活動的であり、地域とのつながりを大切にしているのが特徴だ。私たちはこれからもこの特徴を大切にしながら、利用者やご家族、地域に貢献できるグループホームでありたいと思っている。

（小林美奈子）

2 在宅総合支援へのチャレンジ

 総合相談窓口

　在宅総合支援センターみまきの家（以下、在宅総合支援センター）にある総合相談窓口は、住み慣れた地域で安心していつまでも暮らし続けることができるよう、さまざまな悩みや心配ごとを気軽に相談してもらうために設けている。地域で活動している民生委員や地域ボランティアからの情報収集、各居宅介護事業所、在宅サービス提供事業所からの情報を得ながら、地域住民のニーズの掘り起こしを行っている。

　高齢者世帯が抱える問題はさまざまだ。身体的、精神的なことに加え、人口減少に伴う家族関係や格差社会がもたらす経済的な不安要素、さらに地域を取り巻く環境の変化が複雑に作用している。それが、潜在しているニーズを掘り起こすことの妨げになっているのも事実である。

　ニーズを的確にくみ取る専門性や経験が必要であり、フォーマル（公式）、インフォーマル（非公式）な地域資源の活用や関係機関などとのつながりも含めたソーシャルワーク（社会福祉の実践的活動）が求められる（写真12）。

　相談窓口に寄せられる相談は、フォーマルなサービスにつなげることが有効なケースばかりではない。本人が必要としている支援の見極めや、ご家族や地域の方々の理解を得ながらインフォーマルなサービスも併用し、その人の一生涯に関わり支えていく総合的な支援につなげることが大切なのではないかと考える。

　一方、個人の課題にとどまらず地域の課題としてとらえるべき相談もある。社会福祉法人には、地域の中核的な存在として改善を図っていくことも求められている。

　身近に相談できる「窓口」を設置することは、地域で暮らす人々を支えるために必要なことだ。どこに相談していいのかわからずに、支援につながっていないニーズを拾い上げることにもつながる。また、多様化するさまざまな分野（高齢者、障害者、生活困窮者、矯正施設退所者ら）の複雑に絡み合った課題に対して、包括的支援としてどう対応するのか。さらに、家庭内で複雑化した課題に対応する際にも、解決に向けさまざまな職種や関

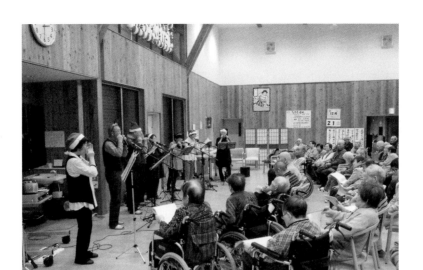

写真12　総合相談窓口がある在宅総合支援センターでのボランティアと利用者との交流

係機関との連携を図ることが必要である。相談する側が「どこに相談したらいいのか」と悩むのではなく、相談窓口で相談を受け、そこからニーズに適したサービスにつなげる展開ができるはずである。

在宅総合支援センターの役割

　在宅総合支援センターには、在宅で暮らし続けることができるよう、必要なサービスを提供する事業所（居宅介護支援事業所、訪問介護、訪問看護、デイサービス、ショートステイ、グループホーム、トレーニングセンター、総合相談窓口）が集結している。また併設する診療所、特別養護老人ホーム、健康増進施設の温泉アクティブセンターがあり、地域包括ケアの中核的な役割を果たしている。

　住み慣れた地域で、できる限り在宅で暮らし続けられるように——。在宅での暮らしを支える事業所が、利用者や家族、地域の状況などの情報を事業所間で共有しながら連携し、利用者、ご家族に適切なサービスの提供や相談に応じている。

　地域の中にこのような総合的に支援できるシステムを構築することによって、今まで特養でしかできなかったようなサービスを、在宅でも24時間365日提供することが可能になる。さまざまな地域資源を活用した、地域包括ケアシステムの実現である。

　少子高齢化が加速する中で、在宅総合支援センターが果たす役割は今以上に多様化し、責任も重くなってくると思われる。センターが核となって、総合的・長期的な視野を持って地域で果たす役割を明確に発信。地域全体を巻き込んだ共生社会をつくることが、地域住民の安心と期待にこたえる道であると考えている。

（西澤唯治）

在宅での介護と看取り

　ケアポートみまきは、旧北御牧村の保健・医療・福祉の中核として村営の診療所（現・東御市立みまき温泉診療所）と一緒に、1995（平成7）年に開設された。当初から在宅への訪問診療を行っていて、現在まで受け継がれている。倉澤隆平理事長（元・みまき温泉診療所所長）が言う「在宅も施設も同じ。自宅を居室に、道路を廊下に」という考えで、日々訪問している。

　利用者やご家族と一番近い関係であるのは、365日在宅生活のお手伝いをさせていただいている訪問介護、ヘルパーであろう。1日に何度も訪問している在宅者もいて、日々の様子や体調の変化、ご家族の状態などタイムリーな情報を把握している。必要であればケアマネや訪問看護などへ情報を伝え、早い対応を可能にしている。また、訪問看護は365日24時間の緊急体制をとっていて、ヘルパーと合わせて在宅生活を支える両輪になっている。

　住み慣れた家や地域で最後まで暮らしたいと願う人は多く、これまでにたくさんの方々との出会いと別れがあった。年齢や疾患、環境もさまざまで、関わらせていただいた期間も10年以上になる方からわずか数日の方までさまざまだ。そんな中からいくつかの事例を紹介したい。

1. 寝たきり、しゃべれなかった人が……

　入院中の病院では寝たきりで食事も取れず、しゃべることもなかったSさん——。「あと数日」と言われ、最期は自宅で過ごさせてあげたいというご家族の思いで、年の瀬に退院した。年は越せないかもしれないという覚悟だったが、家に着いたとたんに「ただいま」としゃべったのだ。皆で「しゃべった～！」と驚き、3日間点滴はしたものの、コタツにあたり、正月にはお酒とおせち料理も召し上がった。その後、徐々に食べられなくなり、半月ほどで静かに亡くなられた。

　がん末期のYさんも、自宅で穏やかに亡くなった。入院中に痛み止めのためか不穏になり暴れる姿を見て、ご家族が「家へ連れて帰りたい」と希望。酸素吸入もしていて、移動中に亡くなってしまうかもしれない……と、医師が同乗しての退院になった。だが、家に帰るとすっかり落ち着き、翌日には酸素吸入も中止した。自宅の風呂にも入れるようになった。その後2カ月間、ご家族とともに自宅での時間を過ごされた。

2. 独り暮らしでも自宅で

　このように、自宅へ帰ると不思議と元気を取り戻す方が多い。「この空気がいいんだ。病院にいたらもう死んでたな」と言う人もいる。在宅で最期を迎えるには、ご家族の協力が不可欠だが、独り暮らしでも「どうしても家にいたい」と希望された方々もいる。

ご主人が亡くなってから独り暮らしのFさん——。体調不良や不安が強く、たびたび緊急訪問したが、その都度、話をお聞きするうちに落ち着いた。しかし発熱を機に動けなくなり、緊急ショートステイを利用。ご本人の気持ちは入院したい、ショートにいたい、家にいたいと揺れ動いたが、徐々に寝たきりとなり、やっぱり家にいたいと希望するようになり、休日に息子さんが来てテレビを設置するなど環境を整えた。

　そして、「もう、ここを死に場所に決めた」と言うようになった。眠っている時間が長くなり、言葉数も少なくなる。近所の方や親戚からは、「このままでいいのか」との声も聞かれた。だが、ケアマネが何度も話し合いの場を設け、本人と家族の意向を踏まえ、サポート体制を説明し協力を得ることができた。ヘルパー、訪問看護、訪問診療、親戚や近所の方の協力を得て、希望通り自宅で最期を迎えられた。

3. 思いが変わる場合も

　安心して在宅で最期の時を過ごすには、いくつもの選択肢を持つことも大切になる。初めは、最期まで家でと思っていても、途中で考えが変わる場合もある。

　がんの末期で独り暮らしのTさんは、酒とたばこが好きだった。「入院してしまうと酒もたばこもできないので、入院はしたくない」と、一人で頑張っていた。動けるうちは自宅で好きなように過ごしていたが、だんだん動けなくなり、ヘルパーの訪問を依頼した。やはり一人では寂しく、不安も大きいのでショートステイを利用するようになり、最期はショートステイでの看取りとなった。

　デイサービスでも、最期までご本人の希望に添うことを目指し、ターミナル期であっても入浴などの対応を行っている。たとえ入浴中に亡くなることがあっても、好きなお風呂で亡くなるなら大往生だね——というスタンスで、本人や家族も含めた意思統一がされているからできることだ。実際に入浴中に亡くなるようなことはないが、入浴してきたその日の晩に亡くなることはある。

　このように在宅での看取りをしていくためには、本人や家族とそれを取り巻く環境、サービス提供者、ケアマネ、そして最期の診断を受け持つ医師の存在を欠くことはできない。チームで協力することが、何より重要である。住み慣れた家で最期を迎えたいという思いをかなえることができるよう、協力して支援していきたい。

（佐藤夏美）

地域密着型デイサービス

　保健・医療・福祉の連携によって質の高い福祉サービスを目指すケアポートみまきには、デイサービスセンターが三つある。高齢でも障害があっても、誰もが楽しみに利用していただけるよう職員一人ひとりが常に利用者に寄り添い、利用者の声に耳を傾け、何度でも利用したくなる「集いの空間」づくりを目指し、日々活動している。

1. デイサービスセンターきたみまき

　多種多様なニーズにこたえることを目標としている。ことに、機能訓練として個々の利用者に応じた支援プログラムを計画し実行（写真 13）。身体機能の維持・向上を通じて、在宅生活の質の向上を目指している。スタッフ全員が目標に向かう、元気あふれるデイサービスである。定員は 40 人。

2. デイサービスセンターあぜだ

　小規模デイサービスセンターならではの家庭的な雰囲気が持ち味で、わがままが言える施設。2017（平成 29）年 4 月から、地域密着型通所介護施設へ移行し、介護予防・日常生活支援総合事業に取り組んでいる。今まで以上に地域住民の方々との連携やボランティアの皆さんの協力を通じ、地域に根ざした運営を行っている（写真 14）。毎日、地域からボランティアの皆さんに当番でお手伝いに来ていただける地域密着型の施設である。定員は 9 人。

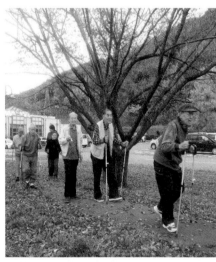

写真 13　ポールを使ったウォーキング＝デイサービスセンターきたみまき

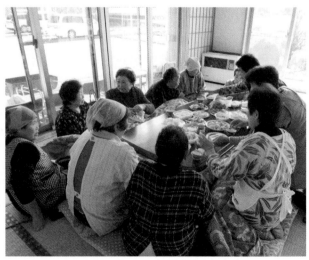

写真 14　利用者とボランティアとのお茶飲み＝デイサービスセンターあぜだ

第2章　ケアポートみまきの施設・在宅サービス

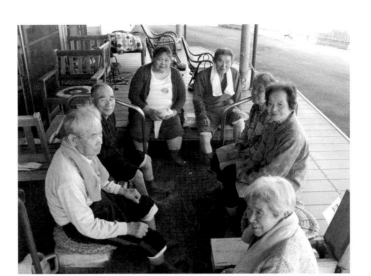

写真15　足湯を楽しむ利用者＝やえはらデイサービス・みはらしの郷

3. やえはらデイサービス・みはらしの郷

「気ままに・湯ったり・ほん和かと」を目標に掲げる。温かい雰囲気の中、みはらしの郷の特徴である源泉かけ流しの温泉と足湯を活用したサービスを提供している（**写真15**）。地域住民の方々やボランティアの皆さんのご協力を得て、隣接する畑で四季の作物を全員で育て、収穫し、施設での食事として味わうという活動もしている。定員18人。

　三つのデイサービスの特徴はそれぞれ異なるが、ケアポートみまきのスタッフ全員が、気配りや心配りができるよう日々心がけて取り組んでいる。

　これからも利用者やご家族の皆さんの思いに寄り添い、最期まで自分らしく暮らせるために私たちは何をすべきかを常に考え、住み慣れたご家庭や地域で、いつまでも生き生きと安心して過ごしていただけるよう支援していきたい。

（齋藤千恵）

多職種協働連携支援会議

1. 医師、看護師、介護士らで

　1995（平成7）年に社会福祉法人みまき福祉会が誕生し、後の1998（平成10）年みまき温泉診療所の医師の提案で、在宅支援者会議という看護師と医師による事務連絡の会議がスタートした。しばらくして、後任の医師から「介護士も入ったほうがいいのではないか」との提案があり、「多職種協働連携支援会議」と命名。改めてスタートした。

　当時は合併前（旧北御牧村）で、福祉に携わる人たちも含めた会議だった。利用者の暮らしぶりを理解するために、お宅の家族関係、経済的背景など、すべての取り巻きを共有しながら、個々の皆さんの介護の基本方針を検討していた。

　2004（平成16）年に東部町と合併して東御市になった現在は、以前のような多勢の会議はできない。だが、利用者のための会議であるという思いは常に変わることなく、今も毎週木曜日に開催している。

　みまき福祉会は、地域住民の尽力と旧北御牧村の意向を受けて建設された「地域住民のための複合施設」を運営している組織である。みまき福祉会では、複合型施設の利点を生かし、利用者一人ひとりを総合的に支援することを目指している。その取り組みの一つとして、多職種で個々人のケアの基本方針について意見を出し合い検討する場が、多職種協働連携支援会議だ。出席者については制限を設けていない。特別養護老人ホームのスタッフや在宅支援のスタッフなど、利用者に関係する支援者を含め、誰でも出席することができる。

2. 問題行動——なぜ起きるのか意見交換

　ある会議の一場面を一例として紹介する。利用者本人の行動や排泄面だけが問題の焦点になり、それが困った問題として議題に上がった場合、なぜそのようなことが起こっているのかを出席者で考え意見交換をする。環境面に問題はないか、トイレまでの移動の動作は自立しているのか、介護者の最近の様子はどうなのかなど、出席者からの問いかけにより、問題になっていることを再確認する。それにより、単なる排泄の失敗ではなく身体状況や心の変化、物的環境・人的環境に対する変化や病状について確認でき、在宅へ戻ってからのヒントを共有することで在宅復帰がスムーズになる。

　多職種協働連携支援会議の今後のあり方として、課題の解決だけを目標に開催するのではなく、その時々で利用者の意向の変化とご家族の介護の状況も変化するということを把握（写真16）。状況に合わせて支援が展開されるように、すべての状況の共通理解をしながら、出席者が柔軟な姿勢（心）で意見交換する必要があると感じている。また、結果だけを求めるのではなく、支援の課程を大切に考え、そのプロセスを学べる会議を目指していきたいと思う。

第2章　ケアポートみまきの施設・在宅サービス

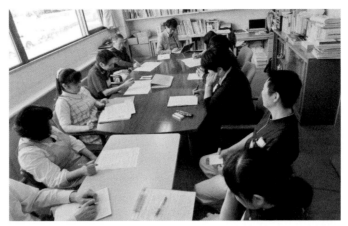

写真16　熱心な議論が交わされる多職種協働連携支援会議

（山浦幸子）

ショートステイの役割

　ショートステイケアポートみまき（以下、ショートステイ）は、1995（平成7）年の開所当時からの取り組みである。地域の利用者が、可能な限り自宅で能力に応じて自立した日常生活を行うことができるように、短期の宿泊受け入れによって家族の身体的・精神的な介護負担を軽減することを目的としてきた（**写真17**）。東御市の高齢者等実態調査によると、今後必要な介護施策の中で最も希望が多かったのは、短期入所などの一時的入所サービスの充実や必要時のショートステイなどの利用であった。

　ショートステイは、1995（平成7）年の特別養護老人ホームケアポートみまき（以下、特養）開所当時は特養内にあり、特養と同様に全室個室で居室数は10床だった。その後、

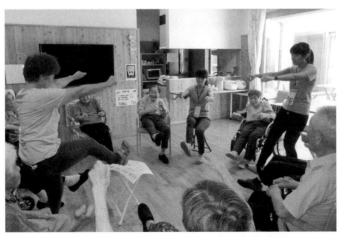

写真17　和気あいあいと。ショートステイでの健康体操の風景

2010（平成22）年の特養4床増床に伴い、ショートステイは10床から12床に増加。また、特養と同じく始めたユニットケアを行うことで、より利用者個人の個性や生活のリズムを尊重した暮らしをサポートすることを可能にした。

そして2015（平成27）年2月、地域包括ケアシステムの中心的な役割を担うことを目的に建設された在宅総合支援センターみまきの家（以下、センター）内に、新たに居室数20床のショートステイケアポートみまきが開所。地域の在宅介護支援のさまざまなニーズにこたえられるようになった。

ショートステイは、日中通うデイサービスや時間での介護となる訪問介護とは異なり、唯一の泊まりのサービスを行っている。そのため、利用者の1日の様子を見ることができる。ユニットケアでのショートステイ利用にあたっては、利用者本人または家族らからの情報収集に重きをおいている。朝何時に目覚めて、朝ごはんはパンかご飯か、何時に眠るのかなど、普段の生活を24時間軸でとらえ、ショートステイ利用中でも自宅と変わらない1日が送れるように生活のリズムを把握するよう努めている。また、センター内にショートステイが移転したことで、デイサービスや訪問介護などの関係事業所を利用している方々の情報収集や連携が容易にできるようになった。

自宅と変わらないきめ細やかなケアが提供できているため、ショートステイの利用者の大半をリピーターが占めている。ショートステイで24時間を見ることで、自宅ではなかなか把握しづらい利用者の夜間帯の様子などを家族に伝えることができ、自宅での夜間の介護の軽減にもつながる。利用者ばかりではなく、家族のサポートも大切にしている。

このように利用者、家族、関係事業所との信頼関係が強固なことは、利用者や家族、関係事業所などからのさまざまなニーズに柔軟に対応することを可能にする。

(1) ショートステイでの看取りが、在宅での看取りの選択肢の一つ

併設しているみまき温泉診療所（以下、診療所）と連携を図り、関係事業所との連携を密に行い、情報の共有に努めている。いつも使っているショートステイでの看取りは、緊急搬送ではなく自然な形で旅立ちたいという利用者の希望や、家族の不安を軽減することにつながる。その方に合った看取りの支援を多職種連携で行うことができている。

(2) 診療所から依頼を受けるケースも

利用者本人が入院を拒否していて、入院せずに様子を見ていくことになるが、自宅での生活が困難と思われる場合の緊急利用にも対応している。

(3) 特養への長期入所待ちの場合の準備期間として

長期入所を希望しているがなかなか入れずその間の利用や、施設生活に慣れる準備期間としての利用にも対応している。

ショートステイでは、さらに地域のさまざまなニーズにこたえられるよう、スタッフの資質の向上を行い、在宅介護支援の核になれるよう頑張っていきたいと思う。

（山浦京子）

第3章

生活・人生・家族を診る地域医療

1 みまき温泉診療所の取り組み

 ケアポートみまきの立ち上げとともに歩む

　旧北御牧村温泉診療所は、1995（平成7）年に、旧北御牧村とケアポートみまきを運営するみまき福祉会が共同で、「医療」と「福祉」と「健康増進」を目的とした複合施設の中の診療所として設立された。その後、2004（平成16）年4月に旧東部町との合併に際し、東御市立みまき温泉診療所となり現在に至っている。

　初代所長は、現在は上田市新田地区で地域医療に尽力されている井益雄先生で、続いて岡田啓子先生が就任した。三代所長は現在、みまき福祉会の理事長である倉澤隆平先生で、2000（平成12）年から2003（平成15）年の間勤めた。

　筆者（奥泉宏康）は、地域医療を実践していくためには医師個人の力では限界があると考え、2003（平成15）年に就任した久堀周治郎先生と協力して、現在のケアポートみまきでの介護・看取り体制を整備した。2008（平成20）年から現在まで、筆者が所長を引き継いでいる。

 訪問診療と看取りの実態

　本人の希望や家族の事情などによって診療所への通院が困難な場合は、患者宅への定期的な訪問診療を実施している。2002（平成14）～2004（平成16）年には、毎月31～34人の訪問診療を行った（図1）。

　在宅での診療は、診療所に来院する緊張もなくリラックスできること、生活環境を知ることで、患者の生き方に寄り添った医療を提供できる。また、自宅において家族や知人に見守られながら、穏やかに最期を迎えることもできる。当初は、自宅や施設での最期の看取りは15人程度であった（図2）。

　訪問看護との協力体制が整備された2003（平成15）年から看取り件数が増加し、30人を超えるようになった。その一方で、安定している患者に対しては、訪問診療を頻回に行

第3章　生活・人生・家族を診る地域医療

図1　月間訪問診療対象者の年次推移

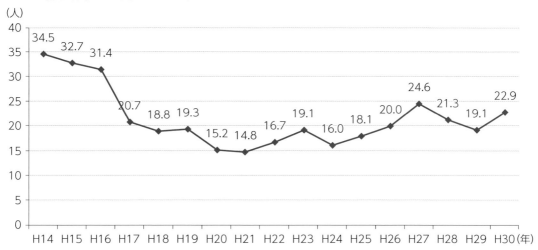

図2　東御市立みまき温泉診療所の看取り実績推移

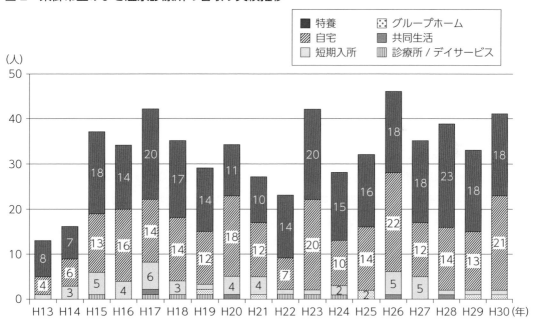

わなくても暮らしていけるようになり、月間の訪問診療者数は20人前後に減少した。

　最期を穏やかに迎えたいという気持ちは大切だ。病院は「治療するところ」なので、時には、集中治療室で点滴や尿、呼吸の管やドレーン（排出菅）が挿入されることがある。また、面会時間が決まっていて、家族とゆっくりと過ごしている時間は限られてしまう。

　ひっそりと息を引き取った患者の隣で家族が食事をし、就寝し、また普通に食事をし、就寝し、孫やひ孫たちの元気な声が聞こえてくる——。昔日の日本では当たり前であった風景が、死への尊厳を自然に身につけさせてくれる。いつか人は亡くなる。故人とともに

63

過ごした時間の恩恵に感謝するために十分な時間があることが、故人も家族も幸福な気持ちにさせてくれる。

多職種で導き出す"人に寄り添う医療"

　単なる病気の治療や薬の処方だけでなく、「人」の生活を支援していくためには、医療だけでは限界がある。みまき温泉診療所では、介護職員らとの多職種協働連携支援会議を週1回開催している。医師、理学療法士、看護師らの診療所スタッフと、訪問看護師、ケアマネジャー、ヘルパー、特別養護老人ホームやショートステイ、デイサービスセンターのスタッフ、そして、地域包括支援係などが参加している。

　会議では各部署からの患者状況を報告するだけでなく、患者の人生観や家族関係、家族の思い、家庭環境などを加味しながら、その人らしい幸せで健康な生き方を実現するために真摯に話し合っている。多職種で意見交換をすることにより、認知症患者の本音や家族の遠慮、裏に秘めた欲求などを確認し共有することができる。

　現在、みまき温泉診療所では、複数医師による診療体制を取っている。この体制は、患者の状態・経過のすべてを一人の医師のみで追うことができないことによる。人件費が膨らんでしまうという問題もあるが、内科だけでなく整形外科や循環器科、外科など多領域にわたる医師の診察によって、総合的な観点で患者の健康を見守ることができる。一人で診療を行っていると独善的になったり、疲れ切って余裕がなくなったりすることがある。それを各医師の協力により補っている。

　また、診療所で診断や治療が困難な病気に対しては、いたずらに患者を囲うことはない。東御市民病院（東御市）や浅間南麓こもろ医療センター（小諸市）、浅間総合病院（佐久市）、佐久医療センター（同）、信州上田医療センター（上田市）、依田窪病院（長和町）などと病診連携をして、高度な検査や入院、手術などにも対応している。種々さまざまな多職種・多施設の連携強化によって、患者によりよい医療・介護を提供していると自負している。

住民とともに健康を考える

　高齢になって食欲が落ちる。それは、胃や腸に障害があるのかもしれない。しかし、「味がまずい。味がわからない」から食欲が出ないという状態はどうだろう。元・みまき温泉診療所長の倉澤隆平医師はこの地域で診療する中で、食欲不振や胃ろうで栄養を管から取っていた患者に亜鉛を処方することで食欲が回復し、胃ろうが不要となることに気づいた。

　さらに、亜鉛不足は味覚障害のみでなく、褥瘡の治癒を遅らせ、皮膚疾患や皮膚のかゆみなどを引き起こす。逆に、通常は半年ほど治療を要する褥瘡が、亜鉛を内服することで2カ月ほどで治癒した。多剤服用も亜鉛の有効な取り込みを阻害している可能性も高く、薬

を飲むことにより元気がなくなっていることもある。

そこから、地域住民の方々の亜鉛摂取状態の調査を実施した。最初に北御牧村1431人に協力を依頼し、さらに東御市1773人を加えて、最終的には長野県内7国保診療所851人まで拡大した調査の結果、全体の20～30％の高齢者で亜鉛が基準値を下回っていることが判明した。その事実は、全国の医師会や学会などの講演を通して全国に発信され、高齢者の健康維持に寄与している。

治療から予防・支えへ

病気にかかってから治療（キュア）していては、生身の人間なので障害が残ることがある。また、病気の発見が遅れれば、手術などの身体への負担が大きい治療を選択せざるを得ない。

診療所では血圧や血糖管理を実施するとともに、めまいや胸痛などの自覚症状の早期発見に心がけ、患者とともに健康管理の方法を考えている。また、内科的疾患のみでなく、腰痛や膝痛などの高齢者の健康的な生活を損なう運動器疾患に対しても、整形外科医が障害の程度を適切に評価し、理学療法士がその人に合った運動方法をアドバイスしている。

さらに症状が軽い人には、ケアポートみまきに併設された温泉アクティブセンターと連携して、温水による疼痛軽減効果と浮力による関節負荷の軽減効果を利用した自主的な健康増進運動を勧めている。

一般の住民の方々に対しては、身体教育医学研究所（しんたい）が、2000（平成12）年から住民健診の中で健脚度®（身体機能）を測定し、地区公民館での運動指導に取り組んでいる。特に、膝や腰に問題のある場合には、診療所で診断治療を行った上で、個々の方に適切な運動を処方している。

高齢となって転倒や骨粗鬆症で骨折すると、寝たきりになることが多い。このことは、いつまでも一人で暮らすことができる健康寿命を短くし、地域でも施設においても、問題となってきている。転倒は身体機能が加齢とともに低下するフレイル（虚弱状態）が始まっているともいえる。そこで、自分の体の機能を正確に評価して、適切な運動や栄養を指導・実践し、家庭環境を見直していくことにより転倒骨折を予防する方法も啓発している（写真）。

地域とともに歩む診療所

亜鉛の研究は、地元の方々との境界のない日常診療の中からヒントが生まれた。診療所での診察は、単なる患者の病気を診察して投薬しているだけでなく、ともに感じ合い話し合い、前進するコミュニケーションの場である。

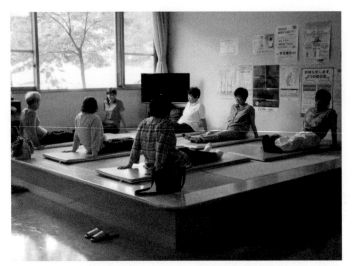

写真　みまき温泉診療所の待合室で行われるストレッチ体操

　広々とした和室を備えた待合室は、顔見知りの患者同士がおしゃべりに興じたり、子どもたちが遊んだりする和気あいあいとした雰囲気をつくり出す。診察室の窓からは、浅間の山並みが雄大に見渡せる。そんな恵まれた環境の中で、ケアポートみまきという施設が、医療と介護と健康増進を一つにまとめてくれたことを常に念頭に置き、さらに今後の発展を地域の人々とともに願っていく。身近な地域における、お互いの顔を知っているからこそできる医療を目指していきたい。

（奥泉宏康）

2 キュア（治療）からケア（支え）へ

 長野県国保の地域医療

　予防と癒し、支えとなぐさめ、死の看取りが医療の大きな役割であった昭和30年代に、日本は国民皆保険になった。診療中心の治療に重点が置かれた医療制度の中で、長野県では吉澤國雄・浅間病院初代院長提唱の「保健予防活動と診療の二本足の医療」の実践として、国保の地域医療活動がスタートし、脳卒中死の激減などの大きな成果をあげた。

　その後、長野県国保地域医療学会や国保直診医師会での「健康とは何か」「豊かさとは何か」「医療とは」「予防検診とは」などの議論や国保の診療所・病院での実践活動から、その概念は時代の流れとともにより大きく広がった。全人的医療やターミナルケア、環境問題や検診問題などに関する研究部会が開催され、キュア（治療）の医療も必要だが、地域医療とはケアに軸足を置いた「生老病死を支え支えあう地域住民総参加の医療」とされた。長野県国保の地域医療として活発な活動が全県下で展開され、全国的にも注目されるようになった。

　1995（平成7）年、「すすむ長寿社会に～発想の転換を求めて～」のメインテーマのもと、第34回全国国保地域医療学会が長野で開催された。筆者（倉澤隆平）は学会長挨拶で「一般人は、あらゆる病気は治るものとの幻想に、医師はまたあらゆる病気は治せるものとの幻想に、そこまで至らなくてもあらゆる病気は治さなければならぬという強迫観念に陥っているのでないか。それは老化に対しても、果ては寿命、死に対してさえも及んでいるのでないか」と問いかけた。そして、講演、シンポジウムなどで高齢社会に向けて、地球環境も含めて、鳥瞰図、虫瞰図（造語）的視野で現状に対応する必要性、意識の転換の大切さを訴えた。しかし、キュアの医療幻想の大きなうねりと地方自治体の財政問題、特に聖域なき財政改革によって、長野県国保の地域医療活動は風前の灯火となって、各地で次々と消えていかざるを得なかった。

　一方、長野県北佐久郡北御牧村（現・東御市）の小山治村長の先見の明と、村人の熱意

で開設された「ケアポートみまき」は、保健・医療・介護・福祉が統合した施設だった。全室個室の特養など、日本でも誇るべき建物やシステム、組織がつくられ、「あとは人さえいれば」と言われていた。

診療所に赴任して

　2000（平成12）年6月に、筆者がこのケアポートみまきの診療所（現・東御市立みまき温泉診療所）の所長として赴任した時、環境問題や医療幻想の意識の問題の2点は別にして、長野県国保の地域医療とまったく同じ方向性の考え方と施設、システム、それに組織が首長の主導のもと、立派にでき上がっていることにびっくりした。
　地域住民にとって本当に大切な地域医療や福祉は、首長の考え方一つでこんなにも変わるものか——とつくづく感銘を受けた。しかもその組織が、私的である社会福祉法人みまき福祉会と自治体の診療所やその他の公的組織などが一体となって、一つの目的に向かってつくられていることに信じられない思いをした。
　診療所を引き継いですぐ、多発性骨髄腫で家族に見守られ在宅で静かに亡くなった方と、食道がんで次第に衰弱し、お嫁さんに介護され、明け方にそっとこの世を去った心温かな在宅介護の死を続けて経験した。病院での多くの死とは異なる在宅での静かな死に感動した。
　さらに、遠くに住む家族は長い休日などでは帰郷するが、認知症が進み寝返りも打てない全介助の糖尿病もある老女が、畑の中の一軒家でヘルパーと訪問看護と往診によって、一人で実に小綺麗に生活しており、そんなことができるシステムに驚いた。
　着任当初は診療所の日々の仕事に忙殺され、在宅や施設死は時代の流れに沿う対応しかしてこなかった。日頃、往診している患者が最期は病院に運ばれて亡くなられたと聞いても、また、特養に入所中の住人が夜中に亡くなりそうになって「家族のできるだけの手当を——との言葉に、救急車で病院に送りました」との看護師の報告を受けても、そのまま認めていた。だから、着任した初めの年は病院死がかなりあった。
　しかし仕事にもやや慣れ、お年寄りのこと、家族のこと、病院に送った患者さんのその後のことを知るにつれ、地域の診療所の大切な機能である「患者さんの死を支える」ことに徐々に力を入れるようになった。
　当時の病院では、全介助の寝たきりで長い間在宅で長男の嫁の介護を受けていたお年寄りが、人生の終わりの時を迎えて親戚や兄弟を呼んだところ、日頃めったに顔を見せない次男がやってきた。そして、「何でこんな状態なのに病院に連れていかないのか」と言うので、救急車で受診した——というまったく無意味で、患者ご本人にとっては最悪のことがしばしばあった。社会全体が医療幻想にとりつかれ、病院では医師さえもホメオスターシス（注1参照）を忘れ、臨終で心臓マッサージをすることが当たり前とされた風潮の時代

だった。

　筆者は、この医療幻想の時代をつくった責任を負うべき医師として、また地域医療を追求してきた医師として、S状結腸がんの術後だが、まだ数年は生きるであろう医師の最後の仕事の場として、この与えられた地域は願ってもない場と思えた。

　医師がホメオスターシスを深く理解し、医学知識と医療技術とが調和した現実の医療を心がけ、また、社会が医療幻想から醒めていけば、病院のキュアの医療は大きく変わるだろう。そして、地域が医療幻想を超え、ケアに軸足を置く医療・地域医療のシステムが整い、施設も含めて地域の看護・介護力が充実すれば、すべての人に必ず訪れる死の少なくとも自然の死、病気の死の8割は、住み慣れた地、住み慣れた家で迎えることができると思っている。

　そのためには、一般の地域住民の意識の変化が必要であり、医療・看護・介護に携わる者たちが、まず、医療幻想を超えて一歩一歩実践活動をする必要があると考えていた。

施設・地域での看護・介護、そして看取り

　食事を除いて全介助状態で特養にお住まいの93歳の女性——。2001（平成13）年の冬、突然の高熱でインフルエンザを発症。呼吸音にはかなりの喘鳴（注2参照）が聞かれるが、諸検査でも肺炎所見はなく酸素飽和度も十分で、経口摂取もまずまずだった。高齢でもあることから、家族は施設での治療を希望した。吸入療法などには反応が鈍く、喘息のような呼吸状態が続くものの食事は取れていた。職員も食事介助や水分補給など十分な看護と介護をし、2週間ほど経過した。

　だが、高齢のためか徐々に食欲が低下して、食事介助に口も開けなくなった。ある日、意識も不明確になり、喀痰でゼロゼロ時（喀痰が十分喀出できず、喉でゼロゼロしている状態）には、酸素飽和度も低下するようになり、夕刻には下顎での呼吸となった。

　ここで若い看護師に、「責任が持てないので、病院に送ってほしい」と訴えられた。患者をいつ病院に送るべきかの判断は、大変悩ましいことだ。内科的対応は十分に取ってきたつもりだが、この状態に至ってしまった。今はもう、病院に送るべき時ではないと判断し、家族には「最期なので、よく看取ってあげてほしい」と（診療所への）来所を促した。職員たちには、「この方にとって今、最も必要なことは看護と介護で、生死はわからないが、この年齢でこの状態で侵襲的医療はすべきでない」と話した。

　責任は主任のY看護師が引き受けてくれた。その夜、子ども家族、お孫さんにひ孫も

注1　ホメオスターシス（生物学的恒常性）：ホメオスタシスともいう。生きものにおいてその内部環境を一定の状態に保ち続けようとする傾向（恒常性）のことをいう。だが、詳しいメカニズムはほとんどわかっていない。
注2　喘鳴：痰がからんで、ゼーゼー、ヒューヒューと聞こえる呼吸音のことをいう。

やってきた。家族・関係者がそろって、一晩様子を見守った。顔を横に向けて顎をガクっと落とし、舌をだらんと出し、意識はなくヒューヒューとやっと呼吸をしている状態だった。それでも吸入と酸素の指示は出し、夜中か朝には呼ばれることを覚悟して帰宅した。

　ところが驚くべしである。翌朝、呼吸状態が回復し意識も出てきた。ケアワーカーが少しずつゼリーを食べさせた。呼吸状態はどんどん回復して、喘鳴も徐々に聞かれなくなり酸素吸入も中止。1週間後には、食事を全量摂取。あれよあれよという間に、手厚い看護と介護で褥瘡もなく回復した。

　輸液や抗生物質などが多少は役立ったのかもしれないが、医療が命を救ったのではない。彼女はその時がきて自然に治ったのだ。その間の2週間、こまめに食事を取らせ、水分を補給し排泄の世話をし、清拭し、痰が詰まらないか注意して吸引した介護、看護によって、彼女の命は保たれたものと思う。この症例からケアポートの職員の意識が大きく変化して、施設での看取りがケアポートの大切な仕事とされるようになった。

 ## カラスが鳴くから……

　脳出血で左片麻痺の88歳の女性――。ADL（日常生活活動・動作）は回復したが、移動は車いす介助で、入浴はデイサービス利用。食事も半介助とほとんど寝たきりで、訪問看護利用。

　2001（平成13）年4月ごろから、尿路感染でしばしば発熱するようになる。6月にも発熱。日頃から少なかった食欲がさらに低下。家族も最期を予感してか自宅で看取りたいとの希望で、訪問看護に加えて往診も開始した。6月中旬に意識消失。疼痛刺激にもあまり反応せず、喘鳴が強く気管ゼロゼロの状態。家族、ことに長男夫人は大変気にして「苦しそう」と言うので鎮静剤を舌下に使用した。

　「呼吸は静かになったが、午後になると発熱する」、「時には目を開けて、見えるようだ」、「発語はないが、『暑い』と言ったようだ」、「脱脂綿の水を吸った」――など、夫人はいろいろな話をされる。これから起こる死への経過や死に向かって静かに軟着陸しつつあることを話し、家族も次第に落ち着いてきた。

　ある朝、「屋根でカラスが鳴くので、胸騒ぎがして慌てて起きてきたら大丈夫で、ホッとした」と言う。在宅での看取りが少なくなった現代では、家で看取ることがこれほど精神的な負担になっていることを思う。その一方、細やかな家族の心遣いを感じた。

　「亡くなる瞬間を思い、四六時中、呼吸を監視している必要はない。人知れず夜中に静かに亡くなったら、それは大往生です」、「よく看てあげるか、ともに生きるかが大切だと思う」、「吐いたものが喉に詰まって亡くなったら、それは看護している人の責任でも失敗でもなく、吐き出せなかったということが死の自然の状態なのです」――。筆者自身、両親を在宅で看取った時に妻に言ったことでもあった。

6月のある日、いびきをかいて眠っていたが、ちょっと部屋を出て戻ったら呼吸が止まっていたとの報告を受けた。とても静かな死であった。家で死を看取ることが、家族にとっていかに大変なことかよくわかった。しかし、家族の絆を強め、家族として非常に大切なことと実感されたに違いない。ご家族には、「家で看取ってよかった」としみじみと言われた。

心温かき人々

　糖尿病で長期間内服治療の90歳の女性――。3年前から当診療所に通院。来院時はまずまずのコントロールだったが、検査値は次第に悪化していく。だが、目も腎機能にも問題はなく、ゲートボールをして元気だった。お年寄りだから大らかにやるつもりだったが、検査データはどんどん悪化するばかり。認知症の症状が出て、食事もお菓子もおいしいとどんどん食べ、食事のコントロールが効かないようだ。まあ、それもいいか……。

　1月には認知症がかなり進んで、自力歩行もおぼつかない。デイパンツ（介護オムツ）を使用し、入浴は介助浴、着衣も半介助、食のみ自立の状態と、老化も急速に進んできた。家族によく見守られてきたが、7月に尿路感染症と陰部のカンジダ感染を発症、急速に食欲が減退したため往診した。糖尿病性の昏睡ではないが、次第に傾眠傾向となった。

　往診とは不思議なもので、患家に入っただけで患者さんの病室の状況を見ただけで、その患者さんがその家でどのように扱われているか、おおよそわかる。長男の夫人は細やかな配慮のある人で、「おばあさんは甘酒が好きで甘酒なら飲む」と言う。「どうぞ、どうぞ飲ませてあげてください」。

　しかし、翌日の往診では「甘酒も飲まなくなった」とのこと。そろそろ人生の最期と思われた。長男夫妻には、そろそろ終わりの時期が近づいたことを告げ、ここ（ケアポートみまき）では訪問看護など、在宅での看取り支援はかなりのことができることを告げる。

　兄弟や親戚、知人と会うべき人が訪ねてきて、孫やひ孫も集まった。彼女の枕元はとてもにぎやかだ。ひ孫が「ばあちゃん、食べろ」と、せんべいを枕元に置いていく。訪問看護が動き出し、薬も効いて陰部の感染症は急速に改善していった。

　8月初旬、一般状態は安定しているものの傾眠傾向は深まり、長男夫妻に死への軟着陸のことを話す。口の中は乾燥するので、本人の要求に応じて水などをあげる、赤ちゃんのように清拭をしてあげることなどを伝える。

　8月某日に往診。訪問看護の清拭を受け、意識はないが気持ちよさそうに眠っている。午後4時、往診中に携帯電話を通して呼吸の停止を知らされる。一生懸命の家族に、できればもう数日看病をさせてあげたかったが、やや予測を誤ったと思われる患者さん……。でも大往生といえよう。それに何より、心温かき家族、本当に心温まる最期の日々だった。そして、村（旧北御牧村）に在宅での看取りが一般に広がり始めるきっかけともなった。

がんのターミナルは在宅で

　2003（平成15）年9月初診の79歳の女性──。約2年半あまり前に子宮の悪性腫瘍の手術を受けたが、全部摘出しきれなかったようだ。病院の外来に通っていたが、当診療所初診の年の8月に血性のおりものがあり、再発を告げられ化学療法を勧められた。だが、「入院はいやだ」と拒否。肉腫と言われたとのことだが、いずれにしても適切な抗がん剤はない。膣断端に3～4cmの腫瘤（しゅりゅう）がある以外に貧血はなく、腹痛もなく食欲も良好で元気。とにかく経過を追うことにする。

　特別の問題なく、受診せずに迎えた翌年3月。このころから鈍い腹痛が出現したため、鎮痛座剤を処方する。腫瘤は小児の手拳大。6月に入り性器出血とおりものの量増加、悪臭があるという。家族にウォッシュレットとビデの情報を伝える。6月末、食欲不振になり「おいしくない」と言う。血清亜鉛値57で、亜鉛補充療法とステロイド剤の処方で、体調良好となり食欲も出る。

　その後、胃痛があるもののしばらく小康状態で、ときどき外来を受診。9月中旬、急に疲れが強くなって外来受診が不可となり、訪問看護と往診に切り替える。おりものや身体の清拭のこと、排尿や排泄をトイレからポータブルトイレにするなど、「（患者が）あまり頑張らなくてもいいように、家族が支えて」とか、「食欲のない時は、無理して食べさせなくても要求に応じての飲食でいい」など家族に助言。

　家族の看護体制は、孫たちが皆でタッグを組んだ。泊まり込みや悪臭のおりもののおむつの交換を皆でやるという。往診すると、かわいがっていた犬がベッドに飛び乗ったり、猫がうろちょろ。娘や孫が見舞いにとにぎやかだ。

　9月末、急速に腰が立たなくなり、意識レベルも低下したため往診。家族の不安で、一時入院させるとの話も出たが、少量の輸液で多少元気になった。少しは食べたりして、次第に家族も落ち着く。

　9月27日に往診。本人は、「食事は食べられないが水は飲める。今は特に困ったことはない」と言う。夜はよく眠りたいとのことで、鎮静剤の貼付薬を処方した。9月29日、家族と多くのお孫さんに囲まれて静かに死去。日頃、お孫さんの面倒を大変よく見られた方だった。

 ## 複数医師体制の診療所

　こうして徐々に徐々に医療幻想から醒めた職員や地域住民が増え、特養はもちろん在宅での看取りも増えていった。状態が悪化しても、指示に従っての訪問看護の対応は見事だった。

　職員の意識の転換が進み、ショートステイではケアや介護が主な脊椎圧迫骨折、尿路感

染への対応ができる職員が育ち、終末期で家族が看取り切れない臨終の時期などにも積極的な対応をするようにもなった。

さすがに初期のころは、職員も地域住民も死に対してのストレスは強く、在宅ではもちろん、施設でも深夜や早朝未明に亡くなられた時には、（医師である筆者は）時間にお構いなしに死亡確認の往診を求められたが、次第に看護師も地域住民も、翌日もフル勤務の一人所長の大変さを察して対応するようになった。

確かに日頃の診療所医師の仕事に加えて、施設や地域全体の看取りの推進は、当然一人所長の仕事量としては多い。「これからの診療所は、複数体制の診療所であるべきだ」との筆者の言葉に、「確かに、1.75人分以上ですね」と村が早速に複数医師体制を認め、後任の久堀周治郎所長就任時は筆者が嘱託医として参加して、二人体制となった。さらに、奥泉宏康所長時代へと複数体制は引き継がれ、この地域医療・地域包括ケアの方向も受け継がれて今日に至っている。

医療幻想を超えて、支え支えられてよりよく生きる地域づくりを――というケアポートみまきの願い、できれば住み慣れた地で、住み慣れた家で、最期まで暮らし続けたいとの多くの人の願いに沿って、この地域では「道路を廊下に、車を足に人が動く――施設のみでなく、多彩な選択肢のある地域づくり」の新しい挑戦が続いている。

 がんもどき論

在宅ホスピスでは、悪性黒色腫に膵臓がん、肺がん、肝臓がん、胃がんなど多くのがんの終末期に、身体的痛みをかなりコントロールできる。よほど特殊な場合を除き、家族の理解があれば、そして周囲で支える地域の看護力・介護力があれば、病院死よりはるかに人間的だ。

いやいや、それよりも近藤誠医師の「がんもどき論」がある。多くのいわゆるがん専門医には不評な近藤誠理論だが、1970（昭和45）年から佐久市の市立病院の医師として地域に腰を据え、外科のチームを率いて胸から腹部にわたる多くのがんの手術を手がけ、その術後経過がよくも悪くも長期間にわたりその経過を見てきた医師として、また、30年余の診療報酬審査専門部会員として長野県下のがん治療医療の流れを知る立場にあった者として、がんもどき論は100％とはいわないが80％以上は正しいと考えている。

がんという病名でも、①その悪性度はピンからキリまでだ。あっという間に命を脅かすがんと、ほとんど命を脅かさない多くのがんがある、②遠隔転移をするがんは多分、微小な時期に転移する、③固形がんの抗がん剤療法の有効性には多大な疑問があり、まだまだ実験レベル、④進行した固形がんでの抗がん剤療法で治ったがんは、正式に見たことがない、⑤多くの場合、非抗がん剤治療の患者の方がはるかに人間的な最期を迎えている――と筆者は考えている。

ちなみに、5年は持つであろうと考えていた筆者のS状結腸がんは、そろそろ術後20年を迎えようとしている。決していわゆる早期がんでなく、もちろん手術以外に抗がん剤の使用もない。また、必ずしも治ってしまったとも考えていない。
　小川鼎三(ていぞう)先生（東京大学名誉教授・解剖学者）の名著『医学の歴史』を読めば、その時代、時代に正しいと信じられ、広く行われていた医療の7割方は間違いであったことがわかる。現代はどうか？　謙虚に「医療とは何か」を考える時でないかと思う。

（倉澤隆平・久堀周治郎）

第3章 生活・人生・家族を診る地域医療

福祉現場で働く看護師のための研修会

 ## おらほのナース会の発足

　おらほのナース会は、2014（平成26）年4月、三つの法人（依田窪福祉会、恵仁福祉協会、みまき福祉会）で働く看護師4人が集まり発足した。
　発足の動機は以下の通りだ。
(1) 看護職員は少数派
　みまき福祉会全職員172人中、看護師は20人。全国的にみても、介護老人福祉施設における全職員のうち看護職員の割合は、全体の約9％にすぎない。介護職員は約67％と、圧倒的に看護職員が少ない。
(2) 年配の看護師が多い
　定年退職を機に特養で働こうと考えた看護師、離職していたが子育てなどが落ち着き、復帰した看護師など、さまざまだ。
(3) 福祉施設——看護師研修はない
　急性期で長年経験を積んだ看護師から新卒の准看護師まで、経歴が多様。看護業務は各看護師の経験と技術、さらに勘にゆだねられているといってもいいだろう。三法人内に、介護福祉士の教育ツール（新人研修・フォローアップ研修）はあるが、看護師のための教育ツールはない。

 ## 看護師のための研修会が実現

　一方、一緒に働く介護福祉士からは「看護師は上から目線で怖い」「看護専門用語を使って話すので、よくわからない」という声を聞く。多くの看護師にとって、介護福祉士と働くことは初めての経験である。看護と介護の連携がいわれるが、そもそも双方に共通言語が少ないのではないか。
　介護福祉士の補助的業務ではなく、看護師が豊富な知識や経験を十分に発揮できるよう

75

な仕組みづくりが必要である。そうだ！　福祉現場で働く看護師のための勉強会をしよう！　研修会は看護師が今知りたい、学びたい内容にしよう！　講師は一流の先生に頼もう！　ということで、2014（平成26）年度上田市わがまち魅力アップ応援事業に応募した。助成金200万円を獲得し、「おらほのナース会」を発足。看護師のための勉強会（全12回）を開催することができた。

　研修内容は、①高齢者福祉施設の現状と課題（日本看護協会・齋藤訓子常任理事）、②高齢者の生活実態と看護（岐阜県立看護大学・杉野緑教授）、③認知症ケア（恵仁福祉協会・宮島渡常務理事）、④看取りケア（NPO法人メイアイヘルプユー・鳥海房江氏）、⑤ストレスと看護（日本赤十字看護大学・武井麻子名誉教授）、⑥介護現場のリスクマネジメント（特別養護老人ホームみずべの苑・川崎千鶴子施設長）――など、理論から実践まで学べる研修プログラムとなった。

　2014（平成26）年度の延べ参加人数は408人。東御市、上田市、諏訪市、松本市、佐久市から、多くの参加をいただいた。施設や地域の枠（わく）を超えて横のつながりが生まれたことは、少数派で孤立しがちな看護師にとって大きな成果だった。

　受講後アンケートでは、参加者から「医学書や看護書に名前を連ねている先生方の講義を直に受けられるなんて」「遠方の研修会は、一人参加させるのが限界」「近場でさらに安価で参加できる」「こういう研修会を待っていたの」と感激の声が寄せられた。

研修会参加者の約半数が介護職に

　2014（平成26）年度は、研修会参加者のほとんどが介護福祉施設や通所系サービス、訪問看護ステーションで働く看護師だった。だが、2015（平成27）年度は看護師のみならず、介護職が全体の3割にのぼり、2016（平成28）年度は約半数を介護職が占めた。

　わが国の医療・介護の動向をみると、病気などを患った高齢者は短期間の入院で治療を受け、退院後、自宅や高齢者介護施設などの生活の場で継続して医療・看護・介護サービスを受けながら暮らしていく――という流れが一般的になっている。当施設でも医療依存度の高い入居者が増え、看取りも行っている。高齢・多死社会到来に向け、施設や地域での看取りの需要はさらに高まるであろう。

　看護・介護という職種の枠にとらわれることなく、「病気を抱え、地域で暮らす人々をどう支えるか」という視点を共有していきたい。この会を継続し、福祉現場で働くスタッフ全体のレベルアップにつなげたい。

　で、おらほのナース会って？「おらほ」とは、長野県東信地方の方言で「おれたちの」、「このあたり」という意味である。

（金子実幸）

第3章 生活・人生・家族を診る地域医療

4 地域リハビリテーション

地域リハビリの概要

　当地域でのリハビリテーションの原点は、ケアポートみまき（以下、ケアポート）を核にした多職種・多分野の連携体制づくりにある。ケアポートは、「いつまでも健やかに生き生きと安心して暮らし続けたい、その願いをかなえる核となります」を理念に掲げている。

　ケアポートは、1995（平成7）年の開所当時から高齢者介護サービスの提供とともに、室内プールでの運動を主体にした健康づくり、介護予防、リハビリテーションを住民自らが主体的に実践できる場を提供してきた。併設のみまき温泉診療所では、一般診療と訪問診療を行い、さらに施設内の総合相談窓口には、開所時から約10年間は行政の保健福祉部署の事務所が置かれるなど、地域の高齢者一人ひとりが必要とするサービスを総合的に受けられるよう、保健・医療・福祉の一体化が図られた。

　また、健康づくり・介護予防に関する研究と実践を担う機関として、1999（平成11）年に身体教育医学研究所（以下、しんたい）が開所し、地域と連携した1次予防活動を展開してきた。さらに、2002（平成14）年には理学療法士の配置など、地域のニーズに応じてリハビリテーションが拡張されてきた。

　2004（平成16）年、合併後の東御市は医療分野では市民病院、診療所の二つの公立を含む12の医療機関が住民の日常生活に密着した医療サービスを担っている。また、隣接する上田市には2次保健医療圏の拠点病院やリハビリテーション医療を担うセンターが、また圏域をまたいで隣接する佐久市には3次保健医療圏の拠点病院が、いずれも車で30分〜1時間でアクセスできる状況にあり、連携が進みつつある。

　介護・福祉分野では、事業所間だけでなく行政の福祉部門などとの横の連携を図りながら、介護・福祉サービスの充実がなされている。健康づくりや介護予防については、地域住民同士のつながりを活用した健康づくり・介護予防の取り組みが進められている。

77

図3 健脚度®測定を活用した地域ぐるみの取り組み

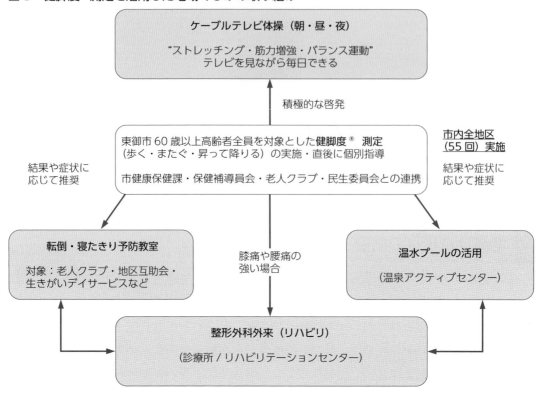

地域リハビリの具体例

　当地域では、2000（平成12）年の介護保険制度の開始と同時に、生活機能低下の予防や早期発見・対応に取り組んできた。地域の高齢者を対象に、各行政区の集会所を巡回して行っている身体活動・運動の実践をどう推進するか——との課題に対しては、行政の保健師、しんたいの健康運動指導士、診療所の理学療法士・医師らが連携して働きかけに力を注いできた。

　当初は、高齢者の下肢機能低下に着目した簡便な移動能力測定を行い、機能低下傾向が見られる高齢者のスクリーニングや、参加高齢者すべてに対する身体活動・運動の習慣化の啓発に取り組んだ。保健師や健康運動指導士が出向いて毎年実施。その中で支援を必要とする高齢者には、医療機関受診やリハビリテーションなどにつなげてきた（図3）。

　介護保険制度が予防重視型システムに転換した2006（平成18）年以降は、地域包括支援センターが実施する基本チェックリストに基づくスクリーニングで、支援を必要とする高齢者には民間介護・福祉事業所などが担う2次予防事業につながる仕組みとなった。1次予防的な身体活動・運動の習慣化の啓発は、引き続き行政と研究所、さらに地域住民が協働で継続的に行っている。

介護に対する1次・2次予防的なアプローチでは、生活機能の低下予防に焦点を当てて地域住民に必要な情報を届け、低下傾向にある人を見つけ、個々に有効なサービスにつながるよう、リハビリテーション支援をしてきた。このような支援は、農作業をはじめとする労働への従事が継続できた、リハビリテーション目的で始めたプール運動が水泳習得まで発展して生きがいになった――などの成果として結実した。心身機能の維持・改善から、生活活動の向上、さらには社会参加の促進にもつながるなど、総体的に健康状態を高める方向に結びついている。

　また、3次予防的なアプローチでは、地域住民がいかなる状態でも在宅や施設でその人らしい暮らしを継続し、そして穏やかな死を迎えられるように、診療所と社会福祉法人の医師・看護師・理学療法士、管理栄養士、ケアマネジャー、ヘルパーら介護職員が会する多職種協働連携支援会議が定期的に開催されている。

　会議では支援を受けている要介護者自身の情報や、家族をはじめとする周辺環境に関する情報を共有し、本人や家族が望むこれからの暮らしの支援にどのように関わればよいかについてケア中心の視点で話し合われ、ケアスタッフの関わり方やサービスの組み合わせ方、それらをバックアップする医療的支援の必要性などが検討されている。その内容はケアプランなどに反映され、本人や家族が望む生活支援につながっている。

文　献

1) 半田秀一，奥泉宏康，大塩琢也，岡田真平．地域における健康寿命延伸の取り組みと理学療法．理学療法 2010；27（4）：557-564．

〈半田秀一〉

第4章

みんなで楽しむ健康づくり

1 温泉アクティブセンターから広がる健康づくり

 事業の黎明期

　1995（平成7）年は、大都市神戸を襲った阪神淡路大震災、オウム真理教による地下鉄サリン事件で幕を開けた。この年の4月、ケアポートみまきが開所。引き続いて11月、温泉アクティブセンターがオープンし、人口5500人の旧北御牧村に、定期的に健康を目的とした水中運動施設ができた。

　農業中心のこの地では、膝や腰関節の疾患に悩む人が多く、健康は地域住民の願いだった。関節疾患の予防や痛みなどの緩和には水中運動が有効なことから、プールでの運動について地域へ紹介する必要があった。東京大学、東京厚生年金病院と連携し、膝腰健康診断・転倒予防教室を開催して現状を把握。水着などの水泳用具の紹介、定期的な運動教室やイベントの開催などを行った。

　運動教室では高齢者向けの水中ウォーキング、水泳、アクアビクスを実施した。当時はめずらしかったマタニティ水中運動教室も開き、産前女性の体調・体重管理に活用してもらった。また、当時の北御牧村の保健福祉課とともに、交通手段の整備にも取り組んだ。一番の課題は通う「あし」の整備だった。このため独自の送迎車を確保し、週1〜2回利用できる体制を整えた。送迎利用者も徐々に増え、車1回の送迎では間に合わず、2回転の送迎体制にするほどになった。

　しかしながら会員数の伸び悩み、経営状態の悪化が顕著となって抜本的な経営改革に迫られた。

 改革期を迎えて

　2000（平成12）年度末決算状況の悪化に伴って、経営改革に踏み切った。2001（平成13）年7月に第1次リニューアルオープンを行い、年間2万4000円の料金体系を月会費3000円にした。そして、営業時間の延長や施設の整備を行った。これによって、リニュー

アル前の会員数600人が700人〜1200人までに増え、経営危機からは逃れることができた。

ジュニアスイミング教室も開催。高齢者から子どもまでの健康づくりに取り組む体制を整えた。これは武藤芳照・東京大学名誉教授の「究極の介護予防は、元気な子どもをたくさん育てること」との教えによるものである。

リニューアルオープンとともに、みまき温泉診療所の整形外来や身体教育医学研究所（以下、しんたい）との連携がさらに深くなり、しんたいによる運動教室の開催、職員研修の充実、診療所PT（理学療法士）による個別水中指導など、近隣施設との差別化を図った。

また、地元小学校の特別支援学級のプール利用と水泳指導を開始した。体調管理の難しい支援学級に通う児童にとって、温水プールの利用は数少ない水泳の機会となった。

2003（平成15）年、開所から8年を経て改修工事と料金の改定を行った。施設改修と増改築は、会員の増加によるものだ。水中運動に適した構造にするため、水深120〜140 cmの25 mプールの半分の3コースを水深110 cmと浅くしたのが、最も大きなポイント。さらに、女性利用者が増えたことから、女性更衣室を広くした。シャワーの増設も行った。

料金は月会費3000円から4000円に改定。今回の改修費用と今後の経営安定化をにらんでのことだったが、会員数は1300人から1250人に減った。しかし、整った施設を最大限活用して、水中運動教室の充実を図った。夜間教室の活性化に力を入れ、水泳とアクアの時間差開催で水泳志向と水中運動の志向両方をかなえる体制を取ったことは、夜間利用者の増加につながった。

2006（平成18）年、開所10年の改修工事の後、月額1000円の値上げを行った。会員数は1200人になったが、減少会員は50人で値上げ後の収入減にはつながらなかった。改修工事は水処理設備の一新。25 mプールの水質管理設備の導入で、プールの水質が大きく向上した。消毒用塩素が減少し、透明度が安定的に上がり衛生状態が格段によくなった。

一連の改革は、水泳指導研究所の武山孝先生の親身な指導の下で推進できた。先生の指導は今でも脈々と続き、みまき福祉会の運動指導の礎となっている。

発展期に思う

2008（平成20）年、目標会員数1380人を掲げ、ジュニアスイミングに新たなマーケットを求めた。春・秋の短期水泳教室、地元小学校の水泳授業の支援をはじめ内外での水泳普及に努めた。その結果、2009（平成21）年秋には会員数が念願の目標会員数に到達した。会員数の伸びとともに、会員が新規会員を連れてくるという好循環に恵まれ、会員数は1460人までになった。

会員の増加に伴い、退会者をいかにして減らすかが課題になり試行錯誤した。2001（平成13）年のリニューアルから会相互の交流イベントを継続した。その結果、「健康づくりは友だちづくり」との認識が重要なことがうすうす理解できた。一人で運動するのではな

く、人を巻き込んだり、友だちになることが、単調になりやすい健康運動の継続につながることがわかってきた。

ひと・つながり・健康とうみプロジェクト

　2016（平成28）年、「ひと・つながり・健康とうみプロジェクト」が発足した。みまき福祉会は、発足当時からしんたい、みまき温泉診療所とともに保健・医療・福祉の総合施設として健康づくり事業を推し進めてきた。しんたいと関わることで、体力測定の実施、測定データ分析など個々人のデータを踏まえ、運動プログラムを提供することができた。一方、みまき温泉診療所との連携で、より専門的な運動処方や理学療法的見地からのアドバイスなど、ハイリスクアプローチの実践ができ、幅広い対象者を顧客として対応することが可能となった。

　そのような中で、地域で暮らす高齢者から多くの健康に対する願いが当会へ届けられた。その一つひとつを検証した結果、人とのつながりを失うことが、生きがいをなくすことにつながることが判明。生きがいの再生は、みまき福祉会の使命であり、同じ時代を生きた人同士が健康維持を目的として学び、交流、支え合いを実践する「みまき健康大学」を開校した（写真1）。

　まずは、要介護状態になる要因として注目されているロコモティブシンドローム（運動器症候群）、サルコペニア（全身筋力の低下や身体機能の低下）、フレイル（虚弱＝加齢に伴う筋力や活動の低下）といったリスクファクター（危険因子）を、運動、栄養、交流の観点から予防する事業に取り組んだ。昼食の提供、座学、さらに調理実習を開催。管理栄

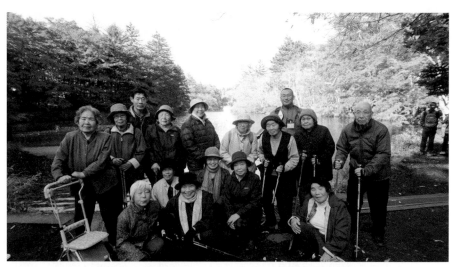

写真1　みまき健康大学・紅葉狩りウォーキング＝軽井沢雲場池で。2016（平成28）年11月

養士の指導で栄養状態の改善、継続を学んだ。野外運動教室では運動を集団で楽しんだ。一体感が生まれ、意欲が向上したことが健康維持につながった。

　これらの事業を通して、健康な住民が増えることは活発な地域づくりにつながることを確信した。単なる運動ではなく、仲間とともに体を動かすことで心も動き、日常生活も活発になり、地域の人の往来も増えることが期待された。健康づくりは人の輪を構成する活動が大切であり、あらゆる角度から健康づくりの施策が求められるようになった。

　みまき福祉会が経験してきたこと、あらゆる専門職が関わることが、より多くのニーズの健康づくりに寄与できるものと考えている。私たちの古里・北御牧を発展させ、地域に暮らす高齢者が安心して日々を送れる支えとなるよう、今後も「ひと・つながり・健康とうみプロジェクト」事業に取り組んでいきたい。

文　献

1) 武藤芳照, 太田美穂. からだを育む. 丸善ブックス, 1997.
2) 武藤芳照. 転ばぬ教室―寝たきりにならないために―. 暮しの手帖社, 2001.

（笹本和宏）

2 中高年期の水中運動

 水は健康の源

　医療・福祉・健康が一体となった地域づくりを始めて20有余年。その地域の健康の一翼を担う温泉アクティブセンターは、1日の平均来館者数が約400人、総会員数が約1400人の利用者を抱えるまでになり、地域とともに支えられながら成長してきた。一般的に健康産業の商圏人口は、その地域の約1～2％程度といわれる。東御市人口（2万9601人＝2018年4月1日現在）を考えると、温泉アクティブセンターの総会員数は驚異的であることに気づかされる。遠くは30 km も離れた軽井沢町からの利用者もいるほどだ。

　利用者全般の年齢層は70～80代が多い。首都圏の施設と比較すると10歳から20歳も高く、約10年先の運動支援が「ここにある」ということになる。

　実際の取り組みでは、プールでの高齢者の介護予防教室、子どもの発達・発育の場を意識した水泳教室、アスリートの鍛錬の場、何かしらの障害を抱えた方々のリハビリができる集まり場と幅広く網羅しているのが特徴的である（写真2）。

　欧米より速いスピードで、超高齢社会に突入した私たちの課題は健康寿命の延伸だ。男女ともに平均寿命の1位（2015年、男性は2位に＝2017年12月発表）を獲得した長野県民の、次なる目標は健康寿命の延伸。それに適している環境のひとつに「水」がある。

　水には水温、水圧、浮力、抵抗といった4大特性があり、水中での運動指導では浮力と抵抗がキーポイントになる。温泉アクティブセンターでは、浮力と抵抗の特性を生かした教室を幅広く開催している。

　医療機関での治療後にプールで行う水中リハビリは効果的だ。水の特性が痛手を負った体を優しく、そして力強くケアしてくれる。また、基本的な人間の動きである「歩く」という動作に有効的な水中ウォーキングの教室としては、転倒予防ウォーキング、水中ポールウォーキング、水中インターバル速歩ウォーキングなど多彩である。このような教室の展開には、個別─少人数─集団という配置が望ましいとされていて、何かしらの障害を抱えることが多い中高年世代には最適だ。

第4章　みんなで楽しむ健康づくり

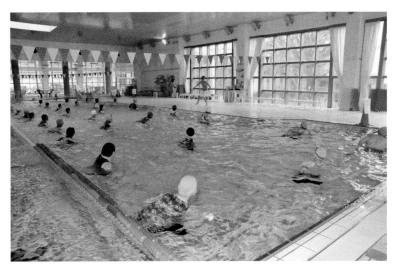

写真2　インストラクター（中央奥）の掛け声に合わせて水中運動を行う利用者

　私たちは、病気やけがをした時に精神的ショックや混乱に陥るが、徐々にそれを受け入れ、気持ちを回復へと向かわせる。心理学者のT・デンバーは、V字回復する瞬間を「スタミナ体験」と説く。スタミナ体験とは、自分と同じ境遇の人や、自分より過酷な環境にある人と同じ時間を共有することで、「自分だけではないのだ、もっと頑張ってみよう！」と思える瞬間をいう。

　多くの人と交わることができる温泉アクティブセンターは、そのような体験が得やすく、「みんなと一緒に頑張ろう」と思う機会にあふれている。

　水は健康の源〜In Aqua Sana Est〜（ラテン語で「健康は水の中にある」の意）。

（大塩琢也）

3

子どもが水に親しむ

 世代を超えた交流の場

　子どもとおじいちゃん、おばあちゃんの触れ合いから──。
　夕方4時ごろになると、プールサイドに「ワーワー」と、子どもたちの声が響きわたる。ジュニアスイミング教室の始まりだ。開講から15年。多くの子どもたちが水を通して、水泳技術だけでなく、協力・協働・協調、逆境・困難に打ち勝つ力、社会規範・モラルの理解と尊重などを学んでいる。そんな中、ちょっとほかのスイミングスクールでは見られない様子を目にする。
　子ども：「今日やりたくないな～嫌だよ～」
　どこのスイミングスクールでも見かける風景だ。
　近くにいた年配のおじいちゃん：「おい、○○ちゃん、どうした。いやなのか」「お母さん困ってるじゃないか」
　どこからか、こんな声が聞こえてくる。この子はこのおじいちゃんのことを知っているのか？　顔見知りなのか？
　子ども：「だってさ～、今日運動会の練習でさ～、疲れたんだよ～」
　おじいちゃん：「そっか～。そりゃ頑張ったな～。リレーの選手でもなれたのか～」
　そんな会話のキャッチボールは、普通ではなかなか見聞できない。この年配の利用者は家族ではなく、年の離れた会員である。ここ温泉アクティブセンターでは、これが普通なのだ。
　ベビースイミング（6カ月～3歳までの赤ちゃん）教室の横では、おばあちゃんがその光景を見てニッコニコしている。
　おばあちゃん：「今日は○○ちゃん、上手にブクブクできたね」
　などと話しかけている。お年寄りだけの光景だと、こんなにも館内の雰囲気がキラキラするだろうか。
　現代社会では地方でも核家族化が進み、おじいちゃん、おばあちゃんと生活する機会が

第4章　みんなで楽しむ健康づくり

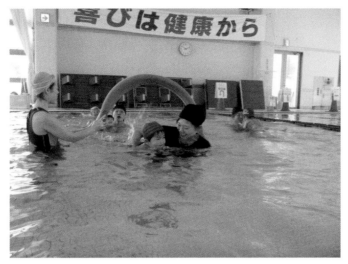
写真3　温泉アクティブセンターでの、世代を超えた交流

失われている。人間が年を取る——。子どもだけでは、お年寄りの姿、様子が理解できるだろうか。腰が曲がった様子。杖をついて歩く様子。顔の筋肉の衰えにより、怖く思えるお年寄りも、実はとても優しいと気づけるだろうか。

　反対に、お年寄りから見ると孫と話す機会がなかなかない世の中である。でも、ここに来ると、たくさんの孫とたくさんの話ができる。とっておきの場所なのである。おじいちゃん、おばあちゃんは、子どもに積極的に話しかけている。その目が生き生きして、子どもたちと同じ目線で話しかけている。

　しばらくすると、

　子ども：「○○ばあちゃん、今日さ～、遠足でたくさん歩いたんだよ～」「とっても楽しかったよ～」

　などと報告している光景も見られ、ほほえましくも感じられる。子どもと会話し、接することで元気をもらえる。子どもは自分の話を聞いてくれる、見てくれる、そんな場所でもある。

　お互いに年齢差が何十歳とありながら友達として、時にはおじいちゃん、おばあちゃんとして寄り添い通じあう。温泉アクティブセンターは、そんな心のオアシスのような場所なのである（**写真3**）。

（吉岡進吾）

4 スポーツチームのサポート

 アルティスタ東御の快挙

　2016（平成28）年9月25日、長野県松本市のかりがねサッカー場。秋の高く澄みきった青空の下、社会人サッカーチーム・アルティスタ東御（現・アルティスタ浅間）は、大勢のサポーターの大歓声の中、リーグ最終戦を10-0で快勝し、見事念願の初優勝を飾った（写真4）。

　北信越フットボールリーグ1部に所属しながら、毎年地区の上位に位置するものの優勝が果たせず、もがき苦しんでいたチームの快挙である。

　温泉アクティブセンター（以下、アクティブ）が、サポートを開始して1年目のことだ。この快挙に至るまでの軌跡を紹介する。

　アクティブのトレーナー陣とアルティスタ東御の選手24名が初めて顔を合わせたのは、同年1月の末日であった。アルティスタ東御の新体制発足に合わせて、トレーニングセンターの一室で新チーム初のミーティングが行われた。

　今年こそはリーグ優勝、そして全国大会で上位2チームに残り「JFL（Japan Football League）」に昇格するという目標を掲げ、本格スタートを切ったのだ。

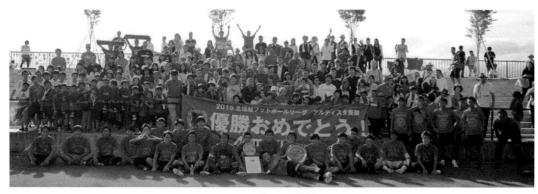

写真4　アルティスタ東御の優勝を祝うサポーターら

第4章　みんなで楽しむ健康づくり

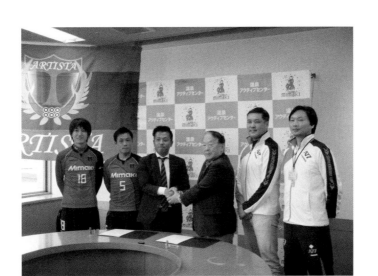

写真5　ケアポートみまきとアルティスタ東御との提携の取り交わし

　チームに所属する選手たちは皆、平日の午後は工場やビジネスホテルなどで働くかたわら、朝8時〜10時の間は練習、土日は遠征と過密なスケジュールをこなしている。その中で、JFL昇格を果たすという目標は生半可なものではない。

　アクティブがアルティスタ東御をサポートするようになったのは、大分県の強豪サッカーチームの水中運動指導に関与していた健康づくり事業部課長で理学療法士の大塩琢也のもとに、身体教育医学研究所の渡邉真也指導部長を通して運動指導の依頼があったのが発端だった（写真5）。

　私たちは指導に入る前に、選手の現状を把握するために体力測定に取りかかった。各選手の課題を明確にし、チームを2グループに分け、週1回施設営業前の2時間を利用しトレーニング指導に入った。

　一つは筋力に課題を抱える選手を対象としたトレーニングセンターでの「ウェイトトレーニング群」。もう一方は体幹トレーニングを中心とし、体脂肪率や身のこなしの改善、怪我からの回復をもサポートする、プールでの水中抵抗具「HYDRO-TONE（ハイドロトーン）」を利用した「水中トレーニング群」である（写真6）。

　トレーニング効果は、3カ月後の体力測定の結果に大きく表れた。特に目立った項目は、水中トレーニング群の体脂肪率が、ウェイトトレーニング群に比べて平均2%以上減少しており、多くの選手が「身体が軽くなった」「動きのキレが増している」と語っていた。

　しかし、その一方で筋力向上に伸び悩んでいる選手の割合が目立った。調査をしてみると、夜は遅くまで仕事をし、朝は早くから練習している独り暮らしの若い選手が大半のアルティスタ東御は、満足な栄養を確保できていなかった。睡眠時間の確保だけでも精一杯の中、朝食も満足に取れずにハードな練習をこなす彼らにとって、トレーニング量が栄養

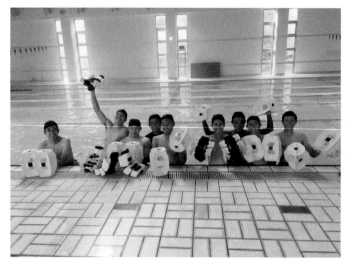
写真6　プールでトレーニングに励むサッカー選手たち

を超えてしまっているということは、身体を破壊してしまう恐れがある。

　そこで、塩入貴美江栄養課長と連携し、選手に対する栄養講座を実施。意識の改革と工夫の方法を伝えた。

　このように、多職種でサポートすることで、選手たちのコンディションも徐々に改善し、トレーニングの効果も実感しやすくなった。それらの変化の積み重ねにより、冒頭の結果に少しでも貢献できたのではないかと思う。

　リーグ優勝を果たしたアルティスタ東御は、その後全国大会に出場。上のカテゴリーであるJFLにあと一歩のところまで詰め寄ったが、惜しくも届かなかった。

　JFL昇格の目標は、翌年度に持ち越しとなってしまったが、確かな手ごたえとなった。

　今後さらに上のカテゴリーで活躍する彼らの姿を、温泉アクティブセンター職員や利用者が一緒になって応援にいく日がくるのではないかと、今からとても楽しみである。

　今後のアクティブは、アスリートの指導で得られた貴重なデータや経験を地域の方々の健康づくりに生かし、健康増進施設・指定運動療法施設として、より質の高い健康づくりを実現していこうと思っている。

　地域の方々が、安心して暮らし続けるための健康状態をサポートするという壮大な夢に少しでも近づけるように。

（横山和貴）

第4章　みんなで楽しむ健康づくり

5 健康食を楽しむ

 ## 10品目入れた「とうみ汁」

北御牧地区発祥のとうみ汁（写真7）の定義は、以下の通りだ。

> き：きのこを入れる（全国でも長野県の消費量が多く、長寿の一因ともいわれている）
> た：たんぱく質食品を入れる（豆腐・肉・魚……）
> み：みそ味を基本とする（発酵食品でもある信州みそを使う）
> ま：まごころ込めてつくる
> き：季節の地元野菜を入れる（地産地消）
>
> ※　頭文字をとって、「き・た・み・ま・き」

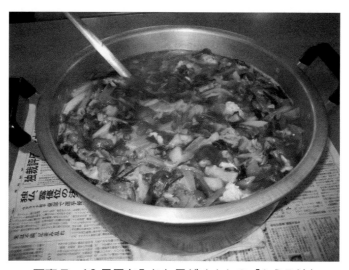

写真7　10品目を入れた具だくさんの「とうみ汁」

93

とうみ汁は、介護予防事業として始められた「みまき健康大学」で考案された。そもそもはスタッフ間の話の中で、独り暮らし家庭が増えているこのごろ、①男性でもでき、②一品で必要な栄養素が賄え、③そこにご飯があれば一食になる料理はないものか？　そのような話から「東御＝十味」にかけて、とうみ汁ができた。

　その名の通り、10品目の食材を入れてつくる。季節ごとに中身は変わるが、火を通すので1日分の野菜が生野菜より取りやすく、うまみ成分の相乗効果でコクもでるので薄味でも美味しくいただける。野菜たっぷりで食物繊維が取れるので血糖の上昇が穏やかになり、便秘解消効果も期待できる。

　みまき健康大学の皆さんで汁の中身を決め、とうみ汁をつくっていただいた。家にある野菜を持ち寄ったり、自家製のみそが登場したり。まごころ込めてつくった汁の味は昔懐かしいお袋の味となり、好評を得た。デイサービスセンターあぜだの感謝祭でもボランティアの皆さんにつくっていただいた。特別養護老人ホームケアポートみまきでは、入居者とのお楽しみイベントとして中庭で鉄鍋による炊き出しを行った。

　今ではことあるごとに「とうみ汁をつくろう」という声が上がり、鉄鍋の寄付もあり定着しつつある。みんなでつくるとうみ汁は、また格別の味に仕上がる。

温泉アクティブセンター発の弁当

　地域の皆さんの声から生まれた健康食のもう一つに、温泉アクティブセンター発のバランス弁当がある。「アクティブ定食」と名づけられ、行事食やおもてなし弁当として利用いただいている松花堂弁当だ（写真8）。

　その日の施設のメニューに合わせ、野菜たっぷりのサラダをプラスすることで噛みごたえと彩りを加え、低カロリーで満足できるお弁当に仕上がった。「温泉アクティブセンターで運動をした後に体に優しい食事ができないものか？」というお客さんの声から考案され、試作に試作を重ね、現在の形に定着した。設定エネルギー量500～600 kcal、食塩相当量3.0 g以下、野菜総使用量140 g以上でつくられている。現在は予約制で地域の皆さんにも利用いただいている。

　この地域には八重原米というブランド米をはじめ、粘土質の土を利用した白土バレイショ、トウモロコシと甘味のある野菜が豊富にある。巨峰（ブドウ）やクルミも有名だ。それぞれの野菜の収穫期には地元の皆さんから寄付の品が続々と集まる。それを施設利用の皆さんにどう味わっていただくか、旬の味をお届けするのも私たち栄養課チームの腕の見せどころ。シンプルにしてもおいしいのが旬の野菜の持ち味で、季節を感じるには持ってこいのいただき物になっている。

　施設のメニューを通して地域の皆さんの健康維持に役立つことは、私たちの張り合いにもつながり仕事のやりがいにもなっている。まさに持ちつ持たれつ、支え支えられの関係

第4章 みんなで楽しむ健康づくり

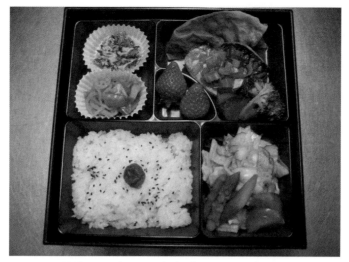

写真8 バランス弁当「アクティブ定食」

だ。
　地元産の栄養価の高い旬の野菜を食し、アクティブセンターの水中運動やトレーニングマシーンで筋トレを行い、いつまでも健やかに生き生きと過ごしたいものである。

(塩入貴美江)

第5章

地域に密着した
ユニークな研究機関

1 身体教育医学研究所の役割と成果

はじめに

　公益財団法人身体教育医学研究所（以下、しんたい）は、「身体に関わるさまざまな事象について、従来の保健・医療・福祉・介護・教育・スポーツなどの諸分野を総合させた調査研究・分析評価・教育啓発活動を行い、『体を育む』ことを通したすべての人々の健康づくりと公共政策づくりに寄与すること」を目的に活動している。

　しんたいの開所は1999（平成11）年、法人として独立したのが2009（平成21）年とまだ歴史の浅い研究機関だが、地元自治体である長野県東御市（旧北御牧村）と社会福祉法人みまき福祉会（以下、福祉会）が設置主体で、地域に密着した活動を行っている。

　研究員2人、指導員6人と規模は小さいが、市の健康福祉部、企画振興部、教育委員会や県の関係機関などと連携し、しんたいの事務所がある施設に併設された健康増進施設、医療機関、介護施設などの協力も受けながら、地域住民の健康づくりに貢献するための研究と実践に取り組んでいる。

高齢者の転倒・介護予防の研究と実践

　しんたいが取り組んできた活動の一つに、地域在住高齢者の転倒・介護予防の研究と実践がある。その活動の原点は、1995（平成7）年の島根県吉田村と1996（平成8）年の長野県北御牧村で行われた厚生省（当時）長寿科学総合研究事業（研究代表者・杉岡洋一九州大学教授＝当時）の疫学調査で、高齢者の転倒要因の分析や転倒リスクを簡便に評価する運動機能評価法（「健脚度®」測定）の有用性の検討などが行われたことである。

　この調査結果の蓄積を基に、1997（平成9）年には東京厚生年金病院の健康管理センターに「転倒予防教室」が創設され、医療機関が介護予防のための教育機関の役割を担う先例を示した。

　教室の最大の特徴は、医師と看護師、理学療法士、健康運動指導士らがそれぞれの専門

性を生かした多職種連携のチームで取り組んだことだ。教室参加前後にメディカルチェックと運動機能評価があり、教室は2週に1回で計12週間の運動、生活指導、そして教室終了後にもフォローアップ教室と1年後チェックで構成された。教室による介入効果として、参加前1年に対して参加後1年の転倒数、骨折数とも減少し、また教室参加により健脚度®が向上するという効果が認められた。

　こうした転倒予防教室の成果を参考にしつつ、地域に広く転倒予防の啓発を進めるために、介護保険導入の2000（平成12年）度から毎年、地域の公民館を巡回する健脚度®測定を行ってきた。専門スタッフが地域に出向くアウトリーチ型の方法を選択したのは、高齢者の参加は、特に地方の場合、移動手段の確保が大きな問題となるためだ。拠点施設での実施では、大勢の参加を期待することが困難という理由があった。そうした配慮もあり、初年度は当時北御牧村の65歳以上の高齢者1396人（要介護者含む）のうち、786人が健脚度®測定を実施した。

　健脚度®測定は歩く（10m全力歩行）、またぐ（最大1歩幅）、昇って降りる（40cm踏み台昇降）の3種目で構成され、それに動的バランス能力を評価するつぎ足（タンデム）歩行を加えた。測定直後に評価結果をフィードバックしながら、その後の日常生活での身体活動、運動実践のための具体的方法の指導や、医療機関受診や健康増進施設利用を促す助言をした。

　特に脚力の低下で転びやすさを自覚して不活動な生活に陥りつつある人や、日常的に膝や腰、股関節などの不調や痛みを感じているにもかかわらず医学的な対応をしていない人には、整形外科の受診やリハビリテーションの実施、また、痛みを軽減しつつ運動ができる温水プール（温泉アクティブセンター）の利用を促して、個別的に指導するなどの対応も行ってきた。

　しんたいと行政では、毎年測定に参加するよう促す働きかけを続け、10年間で延べ1万人近くの地域在住高齢者が、健脚度®の評価と転倒予防に関する運動や生活指導を受けた。継続して測定に参加する高齢者では、運動機能が維持される傾向も認められた（図1）。

　こうした継続した取り組みの中で、蓄積した高齢者の運動機能のデータが、その後の要介護化や介護の重度化、生命予後をどれだけ予測するか——という研究も行った。私たちが健脚度®測定を実施し、その後5年間の介護認定や死亡の状況が追跡可能だった630人を分析したところ、10m全力歩行では男性で6.2秒以上（1.63m/s未満の歩行速度）、女性で8.9秒以上（同1.13未満の歩行速度）の場合に、ほぼ中程度の予測能でリスクが高いと判断できることがわかった。

　現在は、運動器の機能低下予防にとどまらず、総合的な介護予防に向けて、それぞれの地域の実情に合った形での地域包括ケアシステム構築の取り組みが全国各地で進められている。東御市では、地域ぐるみでの身体活動・運動の促進、さらには生きがいづくりや仲間づくりにもつながるような住民主体の活動を支援できる体制を充実させることで、1次

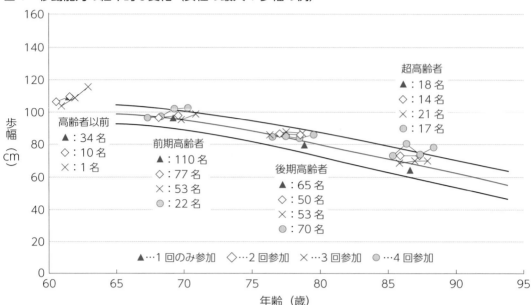

図1 移動能力の経年的な変化（女性の最大1歩幅の例）

※年齢に伴う移動能力の低下（3本の実線の真ん中・緑色が平均値で、上下2本の間が標準範囲）に対して、複数年継続して測定に参加した人たちはいずれの世代でも、移動能力が落ちていなかった

予防（健康づくり）としてこれまでの転倒予防の取り組みを生かしつつ、今後さらに地域住民の自助・共助的な活動の活性化につなげ、高齢者が長く元気で暮らし続けられる地域づくりに取り組んでいく。

幅広く――健康支援の研究と実践

　しんたいは高齢者の転倒・介護予防だけでなく、働き盛り世代の生活習慣病予防・メタボリックシンドローム対策（自治体などの保険者が実施する特定健診・保健指導への関与など）や、自殺予防・メンタルヘルス対策、そして、子どもの健康・体力づくりや子育て支援に貢献するための母子保健から学校までの一貫した運動遊びの実施、さらに障害児・障害者を対象とした運動・スポーツ支援にも関わりながら、それらの取り組みの効果に関する検証に取り組んでいる。

　生活習慣病予防については、特に糖尿病と腎機能低下、早期の脳血管疾患発症による要介護化を防ぐために、地域特有の課題を明らかにするとともに重度化を抑制する仕組みの整備が求められていて、医療費、介護認定、健診データに基づく分析と対策づくりに着手する予定だ。

　自殺予防・メンタルヘルス対策については、自殺対策緊急強化基金を受けた東御市と連携して、ゲートキーパーの育成や地域住民への啓発活動を中心とした事業を実施し、多く

の人たちに広く情報を発信するためのWEBサイト・東御こころのむきあいネットも公開している。

　子どもへの関わりについては、これまで5年以上にわたって継続的に実施してきた市内全公立保育園での運動遊びの関わりを発展。長野県の新しい公共の場づくりのためのモデル事業を受けて「東御の子どもの元気な育ちを支えるネットワーク」を立ち上げた。母子保健、子育て支援、保育園、小学校と継ぎ目のない発達支援の仕組みづくりに着手している。

　障害児・障害者の運動やスポーツ支援は、長野県の地域発元気づくり支援金を受けて、2011（平成23）年度から研究所独自の活動として関連機関の協力を得ながら取り組んでいる。具体的には、障害があっても参加できる運動・スポーツの情報を検索できるWEBサイト・東信わくわくネットの開設や、障害のある人もない人も、大人も子どもも、ともに楽しめる運動機会（プール運動やボッチャなど）の提供などを行っている。

　このように、はじめに紹介したしんたいの活動目的にもある通り、体を育むことを通したすべての人々の健康づくりと、公共政策づくりにつながるさまざまな活動を展開している。実践現場が近いことで地域で求められることに常に対応し関係するなど、組織と連携を図りながら、課題解決に向けたより望ましい対応の探求に取り組んでいる。大学をはじめとした研究機関と地域を結ぶ役割も担いながら、これからの少子高齢社会のモデルケースを構築していきたいと考えている。

（岡田真平）

コラム2

上岡洋晴・東京農業大学大学院環境共生学専攻教授
身体教育医学研究所初代研究部長

　1999年から2005年までの6年間、ケアポートみまきに勤務し、社会人としてのあり方を勉強させていただきました。長かった学生生活を終え、初めての職場ということもあり、極めて色濃く、貴重な学び場となりました。ケアポートみまきをはじめ、関係各位・住民の皆様には大変感謝しています。

　特に成長させていただいたこと、学ばせていただいたことを二つの大枠で整理しますと、前半三つは「規則・ルールの順守」「助け合い」「地域ファースト」だと考えます。現在、本務とは別にオール農大（小学校から大学の教員、事務職員、技術職員らの職員全員が自動的に組合員：ユニオンショップ）の教職員組合長を仰せつかっていますが、これらの要素はその活動にすべて役立ち、働く者がその権利を平等に行使しながら、安心して気持ちよく働ける職場にしようとする私の思考の基盤となりました。

　後半三つは、「チャレンジ」「創造」「不屈」のキーワードが想起されます。研究所発足当時は、活動費や研究費が少なく、岡田真平所長（当時・研究主任）、田丸基廣副市長（当時・みまき福祉会施設長）とともに日本財団へ頻繁に通い、これから始めようとする事業や研究所の理念を説明し、事業助成のご理解を求めました。全国初の取り組みということですが、それが故になかなか一筋縄ではいかず、「私の説明の仕方が悪かったなあ」と落胆して帰ってきたことも懐かしい思い出です。以後、多大なご支援を日本財団からいただきました。

　現在の職場では年頃ということもあり、教育・研究以外に大学運営に携わる多くの役割をいただき、多忙な中でもがんばっていくことができております。この素地をもつくっていただきました。

　要約して一文字（ひともじ）で示すならば、前半は「守」、後半は「攻」で象徴され、これすなわち、ケアポートみまきからは、「社会人としての攻守の術」を授かったと認識しています。感謝の念に堪（た）えません。

　また、私の妻もケアポート設立時1期生として、特養やデイサービスで勤務させていただきました。スタッフの皆様には大変お世話になりまして、重ねて御礼申し上げるしだいです。

　末筆になりますが、ケアポートみまきがすべての人を温かく育み続ける素敵な職場でありますことを心より祈念申し上げます。

2 子どもの元気な育ちを支える

現代の子どもたちに失われたもの

　幼少年期に遊びを中心として体を活発に動かすことは、体力・運動能力の向上だけでなく、意欲的な態度や有能感を形成し、社会適応力や認知機能の発達にも関わるなど総合的な成長に大きく関係している。現代の子どもたちは、体を活発に動かして遊ぶ機会の減少だけでなく、生活環境の変化により自動化が進み、移動のために歩くことや扉や蛇口をひねるなどの生活動作全般において「不動」傾向にあると考えられる。

　このような状況は、これからの社会を担う子どもたちの心身ともに健やかな成長への妨げになる可能性があることから、東御市や身体教育医学研究所（以下、しんたい）が連携して取り組む「元気な子どもの育ちを支える事業」について紹介したい。

保育園での運動遊び事業

　「たのしい（楽しさ）・できた（自信）・またやりたい（達成感）」をテーマに、体を動かすことが好きになること（運動嫌いをつくらないこと）を目指して、2008（平成20）年に保育園での運動遊び事業をモデル園からスタートさせた。

　翌年からは市内の全公立保育園へと広がり、月1回しんたいの健康運動指導士が市内公立保育園を訪問する運動遊びが始まった。内容は、走る、投げる、転がる、跳ぶといった基本的で多様な動きを盛り込み、子どもが「やってみたい！」と感じる楽しい遊びを、指導者だけでなく現場の保育士の意見も取り入れながら準備した。

　この取り組みを通して、子どもたちの好奇心を駆り立て、たくさん体を使って満足感を得られるような機会を増やすことができるようになった。さらに、日々子どもたちに接する保育士自身が、運動遊びを積極的に日常の保育に取り入れてもらうことを願い、2013（平成25）年に各市内公立保育園の代表園長をはじめ担当保育士が集まり、運動あそび専門保育士部会（以下、部会）を発足させた。

部会では、保育における運動遊びの日常化を目指して、体を使って遊ぶことの必要性を発信しながら、運動遊びが苦手な保育士でも簡単に取り組める運動遊びのネタや、すぐに役立つ運動遊びの情報を現場に提案する組織として、毎月1回検討会議を開催している。

　文部科学省の進める幼児期運動指針では、毎日合計60分以上の楽しい遊びを中心とした運動を推奨している。このことから、部会では「みんなでチャレンジ運動あそび〜レッツ15（いちご）タイム〜」というスローガンを掲げ、日々の保育の中で最低15分は保育士から子どもたちに遊びを誘導し、無理なく楽しく体を動かせる環境を整え、保育の中に毎日15分以上継続して行える運動遊びが定着している。

地域の自然を生かした里山探検事業

　子どもたちの遊びが充実していた時代には、時間、空間、仲間の三間が自然と存在し、子どもたちが伸び伸びと遊びやすい環境にあった。しかし現代はその三間が崩壊してしまい、充実感や満足感を得られるようなダイナミックな遊びが体験できる環境が失われてきている。そこで三間を確保して子どもたちが「やりたいことをやりたいだけ遊び込める」場所をつくりたいと考えた。

　東御市の恵まれた自然環境・地域資源を活用して、里山探検あそびキラキラ（1〜3歳児の親子）、里山探検活動ドキドキ（4〜7歳児の子どものみ）を月2回ずつ、里山探検サークル・ニコニコ（全年齢対象の遊び場提供）を月1回、東御市内の「四季の森」において、地域のさまざまな協力を得ながら実施している（写真1）。

　内容は大人が用意をして遊ばせる受身型ではなく、子どもたちがやりたいことを自ら発見し、主体的に楽しむ参加型の遊びをたくさん提供できるように工夫した。散歩をきっかけとして始まる遊びではスタッフはつかず離れず見守りながら、子どもたちが自らチャレンジしたりと、失敗から学んで工夫してみたり、仲間と協力しながら遊んでいる。

　人工的なプログラムを体験させるのではなく、やりたい遊びを自由に経験し、積み上げていくことで、結果的に心と体がバランスよく成長できることにつながると考えている。

子どもの遊びは今を生きること

　本来、遊びというのは成果を求めず自由なもの。遊びを通じた学びも自得であることが重要だと考えている。現代は「できる」「できない」と結果を求める世の中だが、子ども自身で感じとる過程を大切にしながら、遊びを通して「今を生きる」子どもたちをゆっくりと見守ることができる大人の姿勢や地域を目指し、引き続き元気な子どもの育ちを支える活動に取り組んでいきたい。

第5章　地域に密着したユニークな研究機関

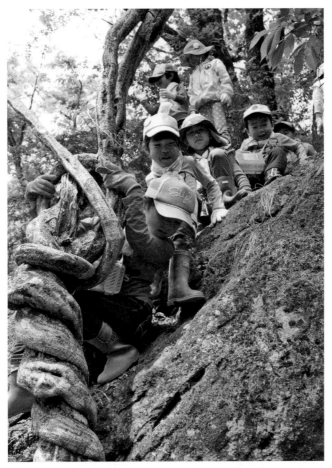

写真1　野性味を満喫して——里山で遊ぶ子どもたち

（渡邉真也）

3 ユニバーサルスポーツの取り組み

 ### みんなの健康×スポーツ実行委員会の設立

　障害者が運動・スポーツを楽しむ機会が限られてしまっているのは残念だ。全国的、全世界的にも課題であり、健常者に比べて障害者が運動・スポーツを楽しむための条件整備が進められてない状況である。しかし、障害があることで運動・スポーツを楽しむ機会が奪われることは決して望ましいことではない。

　このような状況に対して、地域であれば皆が知恵と労力を出し合えば解決していけるのではないか——。そんな思いから、障害者スポーツの取り組みが始まった。地域の関係団体・機関が連携し、協働で行うユニバーサルスポーツ推進の取り組みについて紹介したい。

　まず、障害者が参加できる運動・スポーツが、いつ、どこで行われているのかの情報を収集、整理してみた。その結果、障害者が定期的に参加できる機会が限られていること、活動に対する指導者・支援者が少ないことが明らかになった。そこで、障害者団体・家族会、社会福祉協議会、スポーツ推進委員会、体育協会、地元医療機関、行政の福祉・スポーツ部門、福祉サービス事業所などが一堂に集う「みんなの健康×スポーツ」実行委員会を組織し、情報共有と課題解決のための協議を始めた。

 ### 運動器の10年・日本賞を受賞

　その中で、重度脳性麻痺者や同程度の四肢重度機能障害者のために考案され、パラリンピック正式競技にもなっているボッチャ※というスポーツに着目。これを軸に、障害者が定期的に運動・スポーツができ、なお障害がある人もない人も一緒に楽しめる場を新たに設けた。

　立ち上げのきっかけとなったのは、2013（平成25）年9月に開いた体験会だ。後のリオ・パラリンピック（2016年）で銀メダルを獲得したボッチャ日本代表キャプテン杉村英孝選手を招き、多くの人たちがボッチャの魅力を知る機会となった。さらに、2014（平成

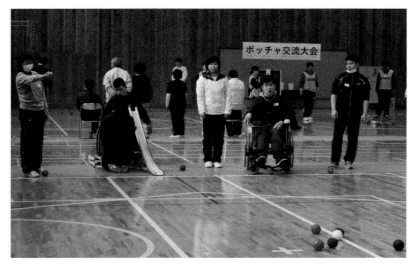
写真2　障害のある人もない人も一緒に楽しむボッチャ交流大会

26)年4月には「わくわくスポーツクラブ」を立ち上げ、月に1回の定期的な活動を始めた。県交流大会への出場、指導者や審判の育成講習会の実施、さらに地域での障害者スポーツへの理解促進――。多くのみなさんに参加いただければと、2015(平成27)年4月「とうみユニバーサルスポーツクラブ」として東御市体育協会に加盟し、ボッチャ交流大会の企画運営、県選手権大会を誘致するなどユニバーサルスポーツの活動が質・量ともに発展的に展開できるようになった(写真2)。

> ※ボッチャ
> ヨーロッパで生まれた重度脳性麻痺(まひ)の人、同程度の四肢重度機能障害者のために考案されたスポーツで、パラリンピックの正式種目。ジャックボール(目標球)と呼ばれる白いボールに、赤と青のそれぞれ6球ずつのボールを投げたり、転がしたり、他のボールに当てたりして、いかに近づけるかを競う=一般社団法人日本ボッチャ協会による。
> 東御市では、障害のある人もない人も、ともに実施できるユニバーサルスポーツとして普及が進んでいる。全国的にもリオデジャネイロパラリンピックで日本チームの銀メダル獲得、さらにTokyo 2020に向けて各地で普及が進み、盛り上がりを見せている。

これらの一連の取り組みについて、公益財団法人運動器の10年・日本協会(現・公益財団法人運動器の健康・日本協会)から、2016(平成28)年度の「運動器の10年・日本賞」(副賞100万円)の表彰を受けたことは嬉しいできごとであった。

ボッチャは、介護福祉施設の要介護高齢者の生きがい活動としても定着した。さらに、スポーツ大会や地域住民のサロンにも導入されるようになり、障害のあるなしにかかわらず、誰もが身近でスポーツに親しめる環境づくりが進められている。

(岡田佳澄)

4 心身の健康づくりと ソーシャル・キャピタル

 ## 東御市での心の健康づくり支援

　東御市では、2011（平成23）年から国や県の交付金を受けながら、自殺対策を含めた心の健康づくり支援を行っている。この地域で実施している心の健康づくり支援を整理すると、具体的に以下の7項目にまとめることができ、2012（平成24）年の政府の自殺総合対策大綱の内容とほぼ一致している。

(1) 自殺の実態を明らかにするための基礎調査
(2) 住民一人ひとりの気づきと見守りを促すための心の健康に関する教育
(3) 早期対応の中心的役割を果たす人材を育成するためのゲートキーパー教育
(4) 引きこもり支援のための学習会
(5) 心の健康づくりに関する情報発信（ウェブ、冊子、ラジオ、新聞、リーフレットなど）
(6) 精神科医や認知行動療法士による相談支援
(7) その他（自殺対策に向けての多職種連携会議の開催など）

　以上の支援の中から、特に地域づくりに関係を持つものとして、(3) のゲートキーパー（以下、GK）育成教育を取り上げたい。GKとは悩んでいる人に気づき、声をかけ、話を聞いて、必要な支援につなぎながら見守る人のことで、2007（平成19）年に政府が定めた自殺総合対策大綱でもゲートキーパーの養成は重点施策として掲げられている。

 ## ソーシャル・キャピタルとゲートキーパー育成教育

　ソーシャル・キャピタル（以下、SC）について、ロバート・パットナムは、人々の協調行動を活発にすることによって社会の効率性を高めることのできる信頼、規範、ネットワークといった社会組織の特徴——と定義している。SCの概念は現在、公衆衛生において

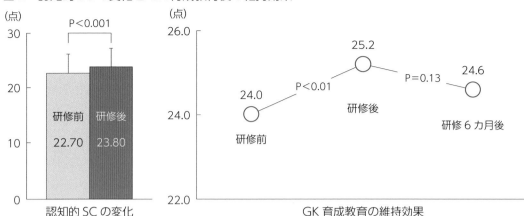

図2　認知的SCの変化とGK育成教育後の維持効果

※質問紙はハーファンの改訂版SC評価ツールの中の、認知的SC評価項目に基づいて作成。「近所の人とはよく話をしている」「近所の人とお互いに助け合う気持ちがある」「近所の人は信頼できると思う」などの6項目で、「ない」〜「非常にある」までの5段階で回答

定量的研究の主流になるほどであり、SCが主観的健康度に好ましい影響を与えることや中年期女性の精神的健康にSCは重要な役割を果たせること、また、うつなどの精神保健指標とも深く関連していることなどが報告されている[1)2)]。

しかし、自殺予防の観点からSCをとらえた研究はほとんどなく、自殺予防に有効と考えられるGK育成教育とSCの関連性を調べることは極めて興味深い。既存の研究では、GK育成教育が参加者のSCの変化に与えた影響や、SCの変化が参加者の自殺予防活動にどのような影響を与えたかについては不明のままだ。

GKに求められる要素として、悩んでいる人に早期に気づき（気づき、声かけ）、リスク度を評価し（傾聴）、必要に応じた適切な支援（見守り、つなぐ）をすることが求められるが、これらの要素は認知的SCと呼ばれる概念に非常に近いものといえる。

そこで、この地域では、GK育成教育の効果を認知的SCの測定指標を用いて評価をし、その結果を報告した[3)]。結果として、参加者の認知的SCの得点は研修後に上昇。その効果は半年後の調査でも維持されていることが明らかにされている（図2）。

さらに、定量的研究による数値的な変化の報告にとどまらず、その数値の変化に影響を与えた背景を探るために、参加者へのインタビュー調査も行った。この質的研究により、研修によって「自分の内面の状態や生き方を意識するようになった」ことや「話し方や傾聴の姿勢などの変化を感じた」こと、また、「つながりの大切さに気づき、実際の支援行動を形成した」という声を拾うことができた[4)]。

これらの一連の結果は、研究仮説でもある「GK育成教育がGKのSCを高め、GKのSC向上がGKの自殺予防活動への動機づけになり、結果的に自殺予防に貢献できる」とも関連が考えられる。GK教育が参加者の自殺予防活動への意識や態度、行動に影響を与えた

ことで SC の変化を感じ、身近な人に手を差し伸べる支援の輪が広がった可能性があると推測される。

　今後、GK 教育による SC の変化が自殺予防活動に与える影響を可視化できれば、自殺率低下に役立つプロセスの究明につながる可能性がある。同時に、SC 醸成の重要性を地域へ伝える基礎資料としても活用が期待できる。

文　献

1) Subramanian SV, Kawachi I, Kennedy BP. Does the state you live in make a difference? Multilevel analysis of self-rated health in the US. Soc Sci med 2001；53：9-19.
2) 大野裕．自殺対策のための戦略研究：地域おける自殺対策プログラム．厚生労働科学研究費こころの健康科学研究事業，2010．
3) Park SJ, Soyano A, Okada S, et al. Effects of a Gatekeeper Training for Suicide Prevention in Changing of Cognitive Social capital of Participant. ストレス科学　2017；31（3）：237-244.
4) 朴相俊，征矢野あや子，今村晴彦ほか．ゲートキーパー教育が参加者の自殺予防活動への意識変化、態度変化及び行動変化に与える影響について―Focus Group Interview 法を用いた質的研究―．自殺予防と危機介入　2016；36（3）：51-61.

〈朴　相俊〉

第 5 章　地域に密着したユニークな研究機関

身体教育医学研究所うんなんの活動と成果

島根県雲南市の概況

　島根県雲南市は、5町1村の合併によって2004（平成16）年11月1日に誕生した。市の南部は中国山地に至り、北部は出雲平野に続いていることから標高差が大きく、総面積553.18 km^{2}の大半を林野（79.2％）が占める中山間地域である。

　人口・高齢化率は、1995（平成7）年に4万8248人・24.6％（5町1村）、2005（平成17）年に4万4403人・31.4％（市合併後）。直近の2019（平成31）年4月末時点では3万8120人・38.6％と、年々人口の減少と高齢化が進んでいる。市内の集落によっては高齢化率が50％を超えるいわゆる限界集落も存在していて、健康福祉施策の充実が大きな課題になっている。

高齢先進地域での公衆衛生・保健活動

　島根県は長年にわたり高齢化率が全国の上位を推移していて、かなり以前から保健所や市町村保健部局によって健康福祉政策の充実が図られてきた。その中心的な役割を担う保健師の数（人口あたり）も各都道府県と比べて多く、各地域の特性に応じた細やかな公衆衛生・保健活動が脈々と展開されてきた背景がある。

　市合併前の旧飯石郡吉田村（現・雲南市吉田町）では、村民の4分の1以上が高齢者となった1995（平成7）年（高齢化率26.0％）から、健康寿命が長く医療費がかからない地域づくりの実現に向け、地域在住高齢者の健康・体力増進を図る事業を開始した。日本財団の高齢者総合福祉施設のモデル事業として、全国で2番目に開設（1994年5月）されたケアポートよしだを拠点に、地元開業医（内科）や高齢者の運動処方に精通する専門医（整形外科医・内科医）をはじめ大学などの専門機関、専門職種の指導の下、地域住民の協力を得ながら、施設の温水プールやトレーニングルームなどを活用した高齢者向けの運動プログラムを約10年にわたり継続して展開した。

111

この事業には65歳以上の全村民の約3分の1が継続参加し、体力の維持・向上、転倒発生率の抑制のほか、中長期的な成果として未参加住民と比べて要介護状態への移行が抑制されるという介護予防効果が確認された。

　旧吉田村での取り組みやその成果は、地域をはじめ多様な分野、組織、職種の連携協力に基づく地域ならではの息の長い活動と、それを実行する基盤体制の整備が重要であることを示唆した。

 ## 身体教育医学研究所うんなんの設立

　旧吉田村の事業モデルや各地域で長年取り組まれてきた公衆衛生、保健活動、そして長野県旧北御牧村（現・東御市）のケアポートみまきや身体教育医学研究所での先進的な活動事例と成果を背景に、2006（平成18）年、雲南市は市民の生涯健康を多分野連携により推進する独自のシンクタンク・身体教育医学研究所うんなん（以下、研究所）を設立した。

　設立に際して、県、地元医師会、医療機関、大学、保健所、市議会、地域自主組織、社会福祉法人、市行政部門などで構成されるコンソーシアム（共同事業体）が設置され、さまざまな観点から研究所の基本理念や活動内容、運営体制が協議決定された。

 ## 基本理念と目的

　研究所の基本理念は、「生涯健康でいきいきと暮らす、小児期からの健康づくり〜地域とともにこころとからだを育む〜」である。雲南市ならではの資源と地域力（自然、文化、歴史、地域のつながりや信頼関係の強さなど）、国内外の諸分野にわたるネットワークを生かした教育（指導支援、人材育成）・評価（事業評価、地域評価）・研究（学術研究、政策研究）活動に取り組み、その成果を保健、福祉、教育政策に反映させることで生涯健康のまちづくりの実現に貢献することを目的としている。

　さらに、中山間地域ならではの健康課題をはじめ、国内外でいまだ解決されていないさまざまな課題に対して、質の高い独自の研究活動を展開する研究拠点としての機能を果たすことで、社会的課題の解決に資する知見と技術を育むシンクタンクを目指している。

 ## 研究所の活動の方向性

　研究所の活動の方向性は次の三つだ。

　一つ目は、元気な子どもたちをたくさん育てること。運動遊びなどによって、楽しみながら心と体を育むことができる環境や体制をつくり、生涯健康のために子どものころからの健全な生活習慣の定着を目指している。

二つ目は、誰もが楽しく体を動かせる環境づくりだ。高齢化の進展が著しい雲南市では、高齢期の社会参加も含めた幅広い視点からの身体活動促進が必要である。また、障害の有無にかかわらず、身体活動に取り組める環境や体制をつくることが重要で、その実現を目指している。

三つ目は、地域や関係機関が進める生涯健康の取り組みの支援。生涯健康に関わるさまざまな取り組みの充実や質向上を目的として、研究所の独自性や強みを生かした支援を行う。

研究所の役割、機能

研究所には研究員（健康運動指導士、管理栄養士）、保健師、運動指導員、企画員が配置されていて、それぞれの知識や技術、経験や考えの融合により、多職種連携で市民の健康増進に対する教育、評価、研究活動に取り組んでいる。

具体的には、公衆衛生（保健、身体活動、栄養）の専門性、学術知見に基づく施策立案や支援、調査・研究の企画分析（精度の高い分析・解析）、優良かつ最新の知見に基づく発想や視点の提供、国内外の実践者・研究者との多様なネットワークを、研究所（所員）の独自性や強みと位置づけ、市民の健康増進に関わる公共サービス、事業の各段階（PDCA：Plan-Do-Check-Action、計画-実行-評価-改善）においてその役割、機能を発揮している。

たとえば、優れた研究知見に基づく健康施策の立案・推進の支援や、各施策の評価、検証、モニタリングを通じた「活動成果の見える化」「施策（戦略）の改善、見直し」の支援に取り組んでいる。

具体的な活動とその成果

前述した活動の方向性に基づき、地域住民のライフステージに応じた教育、評価、研究活動に取り組んでいる。

子どもを対象とした活動では、市教育委員会や地域の関係機関、教職員や保護者らとの連携協力によって、子どもの身体活動の促進、スポーツ障害の予防に力を入れてきた。身体活動の促進では、幼児期版運動プログラム策定への参画、保育園・幼稚園・認定こども園での健康体力づくりの取り組み支援、PTA研修会での普及啓発など、子どもの運動能力発達、生活習慣定着を支援するための取り組みを進めている。スポーツ障害の予防では、スポーツ少年団指導者研修会、中学校の総合的な学習の時間での授業、高校生向けスポーツ医学セミナーの開催などを通じて普及啓発に取り組んできた。

成人（特に中高年者）を対象とした活動では、地域全体への身体活動の普及や、腰・膝痛、転倒による骨折など、運動器疾患を予防する取り組みの充実に力を入れている。具体

的な活動として、腰・膝痛予防のための運動普及効果を検証する「腰痛・ひざ痛予防の運動キャンペーン研究」、転倒・介護予防のための普及啓発を行う「地域巡回型転倒・介護予防教室」、市民の身体活動、運動による健康増進を支援する運動ボランティア「地域運動指導員の養成」などに取り組んできた。

このほかにも、雲南市介護予防事業（きらり☆エイジング75教室、にこにこ運動教室ほか）への支援、雲南市健康増進実施計画策定参画、雲南市都市計画マスタープラン策定参画など、雲南市民の健康福祉、生活に関わるさまざまな取り組みへの参画を通じ、地域や関係機関の生涯健康の取り組みを支援している。

また、研究活動では、これまでに国内外の研究ネットワークを生かして進めてきた独自の研究成果が国内外の健康課題の解決にも資する知見と認められ、介入研究3編と観察研究7編が国際的学術誌に原著論文として掲載されている。

学術的な成果発信と同様に、得られた知見の地域社会への還元が非常に重要である。これまでの研究活動から得られた知見や情報は、市民、関係機関向けの教材や発行物として整理し、市民のライフステージや生活、健康状態に応じて、さまざまな媒体と機会を通じ発信している。

生涯健康なまちの実現に向けて

全国に比べて過疎高齢化が急激に進む雲南市では、市民が生涯健康で生き生きと暮らすことができるまちの実現は喫緊の課題だ。今後も市独自のシンクタンクとして、その実現に資する活動に取り組むとともに社会実証に努め、実社会や後世に取り組み成果を還元し続けられることを目指していきたいと考えている。

（北湯口純）

第6章

地域に根ざして全国・世界とつながる

1 足元から地域・広域へ

 恒例となった事業所報告会

　年に1度、理事・評議員、地域の方々、近隣福祉事業所の方々を招待し、ケアポートみまき事業所報告会を開催。恒例の行事となっている（写真1）。

　テーマを決め、各事業所の職員が事業成果や取り組み事例などを発表・報告している。パワーポイントを使った発表だけでなく、考案し機能訓練にも取り入れた体操の披露や介護問題などを題材にした寸劇もあり、職員の熱意が伝わってくる。

　過去には、市内北御牧中学生のケアポートみまきでの交流体験の報告や地域のお年寄りとの交流の様子、「体験を通して自分ができることは何か」という中学生の意見を聞くことができた。

　職員同士が仕事内容を理解するために2004（平成16）年度から始まった事業所報告会は、2018（平成30）年度で15回を迎えた。みまき福祉会の取り組みや業務内容をより多くの方々に知っていただき、地域の中に溶け込んだケアポートみまきになれるよう日々励んでいる。

 二つの部会を軸にした事業所連絡会

　東御市民間介護・福祉事業所連絡会という組織を、連協という略称で呼び親しんでいる。

　連協には市内の事業者が会員となり、地域包括ネットワーク部と人材育成部の二つの部会を軸に、職員の資質向上のため活動している。中でも「れんきょうカフェ」と題した取り組みでは、市内の事業所の職員が集まり、異なる職種、職場について理解を深め、それぞれが抱える悩みや課題を話し合い、思いを共有することができた。

　連協は高齢者福祉だけではなく、障害福祉の事業所も参加。事業所や制度の枠を超え連携強化を図ることで、東御市における地域包括ケアシステムの構築を推進している。

　東御市と東京都大田区は、災害時の相互応援協定を2004（平成16）年4月に締結してい

第6章 地域に根ざして全国・世界とつながる

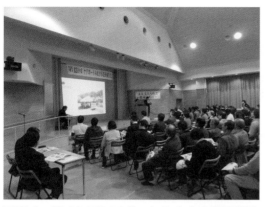

写真1 第13回ケアポートみまき事業所報告会（2016年12月）

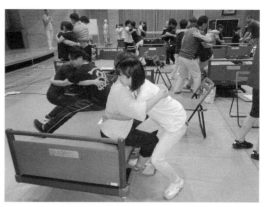

写真2 4法人合同研修「トランスファー」

て、民間レベルでも災害時の相互支援ができるように大田区を訪問し、施設見学や意見交換を行っている。

　ケアポートみまきは、東御市の地域包括ケアシステム構築推進のため、今後も連協の活動に協力し、広域的な視野に立って活動を進めていきたい。

地域を超えて法人合同研修

　技能向上、介護知識の修得、同業種の仲間との交流などを目的に、社会福祉法人依田窪福祉会（上田市）とともに、2008（平成20）年度から法人合同研修会をスタートさせた。

　初めに計画された基礎研修である高齢者福祉論、サービス管理論、地域福祉論は、業務終了後から2時間ほどの講義。年間を通し27回延べ167人が参加をしている。一方、合同研修では、新任職員研修、新任職員フォローアップ研修、スキルアップ研修などを計画。講師は各法人職員が担当している。

　研修委員会では研修内容を協議し、介護技術習得を目的に著名な方を講師に招き、最新の取り組みや腰痛予防、メンタルヘルスなど多くの職員が研修を受け、日々の業務に役立てている。

　合同研修は2法人からスタートしたが、2014（平成26）年度には社会福祉法人恵仁福祉協会（上田市）、2016（平成28）年度からは社会福祉法人大樹会（小県郡青木村）が加わり、4法人合同研修となり、さらに介護技術の向上へとつながっている（写真2）。

　　　　　　　　　　　　　　　　　　　　　　　　　　　　　　　　（土屋雅秀・井出京子）

2

被災地への現場支援

 ## 東日本大震災の被災地支援

　2011(平成23)年3月11日の14時46分、普段と変わりなくケアポートみまき法人本部で事務仕事をしていたところ、突然大きな揺れを感じた。テレビをつけてみると、現実とは思えない映像が映し出され、大きな津波が木々をなぎ倒し次々と家屋をのみ込んでいた。今までの生活が一変し、日常生活を取り戻すには気の遠くなるような時間と大変な試練、努力が必要になることは容易に想像がついた。

　東日本大震災が発生してほどなく、当時・宮城県大崎市鳴子温泉のさんりん福祉会の深澤文雅理事長から、上田市武石にある社会福祉法人依田窪福祉会の村岡裕常務理事に連絡が入った。宮城県東松島市の社会福祉法人ことぶき会ケアハウスはまなすの里の伊藤寿志施設長から介護支援の緊急要請があり、「何とか支援できないか」と依頼があったという。

　しかし、福祉の現場は慢性的な人手不足だ。長期的な支援が必要になると想像がつく中で、1法人で職員を派遣し介護支援することは難しいことだった。そこで、以前から合同研修などで連携していた当みまき福祉会と、近隣にある社会福祉法人大樹会が加わり、依田窪福祉会、大樹会、みまき福祉会の3法人が連携した被災地での介護支援が始まった。

 ## 98日間続いた支援活動

　ことぶき会では宅老所とグループホームが被災し、高台にあったケアハウスはまなすの里へ避難した。定員40人の施設で、一時は130人を超える避難者が生活をしている状況で、職員は不眠不休で対応し疲れ切っていた。

　被災地の情報が錯綜する中で、3法人の被災地での介護支援が3月27日から始まり、実に98日間続いた(写真3)。はまなすの里での介護支援は、通常と違って食事は救援物資となるため、介助食が必要な入居者には工夫して食事形態を変えたりした。また、生活用水が復旧していないためサランラップでお皿を覆い、極力水を使用しないようにした。水

第6章　地域に根ざして全国・世界とつながる

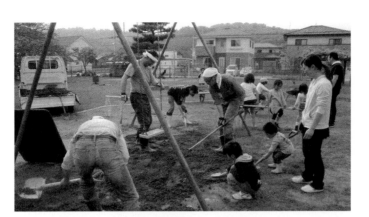

写真3　被災した公園の環境整備。近所の子どもたちもお手伝いしてくれた（2011年6月、東松島市牛網地区の風の子公園で）

洗トイレも使用できず、近くの池から水を汲み上げ、定期的にトイレの水を流した。入浴では水道水が安定供給されないため、足湯を毎日行った。夜間は2時間おきに安否確認をし、余震で津波注意報が発令された時には入居者を2階に避難させることもあった。身体介護をはじめ、レクリエーション活動、がれきの片づけなど、さまざまな支援活動を行った。

支え支えられて

　被災地支援に出向いた職員はもちろん、そのスタッフの穴を埋めるために残ったスタッフにも少なからず負担がかかったが、皆の協力があって被災地支援ができたと思う。また、日本財団の東北地方太平洋沖地震災害にかかる支援活動助成を活用できたこともあり、派遣した介護支援スタッフの人件費や支援物資、被災地で使用するための軽トラックの購入など、長期間にわたる支援活動が可能となった。

　震災後しばらくして、私自身も被災地に入り公園の泥出しなどの環境整備を行ったが、手のつけられていない場所はがれきがそのままになっていて、とても復興が進んでいるようには感じられなかった。はまなすの里に到着し、元気に介護支援を続け利用者と楽しそうに会話しているみまき福祉会のスタッフを見て、大変頼もしく思えたことを覚えている。

　大震災にあいながらも元気に頑張っている人たちの支援が、ほんの少しではあるができたことは本当によかったと思う。一方、被災された人たちが本当は何を望んでいたのか、支援が逆に負担になっていたのではないかなど、被災された人たちのニーズを的確に把握することが大切だと、はまなすの里で介護支援をした職員たちは感じていたようだ。

　今でも、はまなすの里の皆さんと交流が続いていることを大変嬉しく思う。被災地支援を通して、普段から当法人の理事長が言う「支え支えられて」という言葉の重みを感じることができた。まだまだ復興半ばではあるが、1日も早いまちの復興と被災された人たちの心の復興を願うばかりである。

（荒井昭成）

3 アジアとのつながり

台湾から留学生を受け入れて

　日ごろから職員の研修などで連携している依田窪福祉会から、2013(平成25)年度から台湾の嘉南藥理大学の学生を2カ月ずつ受け入れしてほしいと依頼があった。

　台湾は日清戦争の結果、日本に統治されるという時代背景がある。しかし、一方では統治時代に双方の国がともに協力し合ったことで台湾が発展したこともあり、親日国家といわれている。現在、台湾では高齢化が急速に進んでいて、ドイツと日本の介護保険制度を参考に、今後訪れる超高齢社会に備え、法整備を進めているところだった。

　高齢者の多くが認知症になった時、短期記憶(最近の新しい記憶)が失われ、長期記憶(古い記憶)が残っていることは知られているところだが、統治時代に子どもだった方々が介護支援を受ける時代になり、自分の昔話を日本語で話したり、日本の歌を唄う姿が見られるということだ。日本を知らない台湾の学生が、日本の文化や介護・福祉を学ぶことは大変大切なことだと思えた。

　だが、当初は学生の研修受け入れに不安しかなく、台湾の文化？　行ったこともない。言葉の壁はどうする？　さまざまなことが頭に浮かんだ。今さら語学の勉強をしても間に合うわけがない。そんな思いがある中で研修受け入れが始まった。

明るい笑顔、勉強熱心

　2013(平成25)年度は2人、2014(平成26)年度は7人、2015(平成27)年度は9人、2016(平成28)年度は7人の台湾の学生を受け入れ、2015(平成27)年度からは、恵仁福祉協会を含め3法人が連携して行うようになった。

　受け入れる度、「少し日本語わかります」という学生が1人でもいると、その言葉にホッとした。現場の職員も忙しい中で研修生を受け入れることは大変であり、ましてや文化の違う台湾の学生となると一段と大変であるが、皆よく協力してくれた。

第6章 地域に根ざして全国・世界とつながる

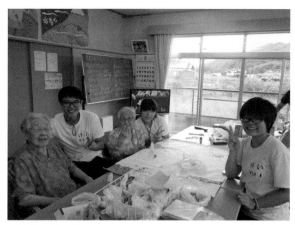

写真4 デイサービスの利用者と一緒に貼り絵を楽しむ台湾の留学生（2015年8月、デイサービスセンターあぜだ）

　研修中に台湾の学生に感心したことがある。ものおじせずに積極的で、国民性なのかとても笑顔で元気がよい。日本の高齢者とも意思疎通がなんとなくできている。スマートフォンでの翻訳機能を駆使したり筆談で会話するなど、コミュニケーション能力が高いと感じた。心配された言葉の壁は大丈夫だった。

　ケアポートみまきの研修では、小規模と大規模のデイサービスセンターや特別養護老人ホームでの介護支援や温泉アクティブセンターでの接客の研修を行った。デイサービスでは学生が考えたレクリエーションを実践し、利用者と大いに盛り上がっていた（**写真4**）。

　特養施設ではおやつづくりでタピオカ入りのアイスティーをつくり、利用者と談話しながら楽しそうに過ごしていた。また、温泉アクティブセンターでは受付に立ち、元気にお客さんに挨拶をして、笑顔を絶やすことがなかった。介護予防の体操教室では、利用者と一緒に体を動かし楽しんでいた。

　研修中は介護支援だけでなく、介護に必要不可欠な移乗動作であるトランスファー実践や座学、日本の介護保険制度を勉強した。また、学生は1日の研修内容をその日のうちにレポートにまとめるなど非常に忙しく、大変勉強熱心だった。週末には1週間の振り返りを行い、学生の疑問や心配ごとなど早めに解決するよう努めた。ほかにも日本の文化を知ってもらうため、休日には気分転換を兼ねて観光地に出かけるなど、内容の濃い研修受け入れができたのではないかと思っている。日本での研修の経験が、今後の学生たちの人生に生かされれば何よりである。

　介護人材が不足する中で経済連携協定（EPA）による介護、看護での人材の受け入れが始まっている今日、アジアの介護保険制度先進地である日本が、アジア全体をけん引する存在になれればと思っている。

（荒井昭成）

第7章

座談会　明日に向かって

座談会　明日に向かって
ケアポートみまきの原点と今後への期待

出席者：武藤芳照・東京大学名誉教授
　　　　田丸基廣・東御市副市長
　　　　翠川洋子・東御市保健師
　　　　岡田真平・身体教育医学研究所所長
司　会：飯島裕一・信濃毎日新聞特別編集委員

　北御牧村の時代から東御市へ——。ケアポートみまき、東御市立みまき温泉診療所、身体教育医学研究所の三つの施設は有機的に連携しながら、地域に密着。そこに住む人たちの福祉、医療、健康を支えてきました。その活動は、足もとを重視し生活者を見据えたもので、今やこの地域の"宝"であり、大きな"財産"になっているといっても過言ではないでしょう。
　設立当時からマラソンのようにこの活動を支え、寄り添ってきた武藤芳照・東京大学名誉教授、田丸基廣・東御市副市長、翠川洋子・東御市保健師、岡田真平・身体教育医学研究所所長に、それぞれの思いを語っていただきました。

——「ケアポートみまき」がオープンしたのは1995年。同じ年に「みまき温泉診療所」が開設され、1999年に「身体教育医学研究所」ができました。皆さまに、「設立当時」の思いと、「歳月が経った今」思っていることからお聞きしたいと思います。
　武藤先生は、一貫して提言や助言をされ、コーディネートされてこられました（司会・飯島、以下略）。

武藤　ケアポートみまきの建設、運営にあたっての私の役割は、水泳施設をどうデザインし、どう運営していくかということでした。現在、三つのプールがありますが、二つのプールから始まって、最後に25mの本格的プールをということでした。
　いわば1滴の水滴から始まって、せせらぎができて小川になり、ケアポートみまき、診療所、そして研究所ができました。さらにヒューマンネットワークを考えると、小川がかなり大きな川の流れになってきています。しかも全国に水を注ぐようになっているという点では、北御牧村時代の

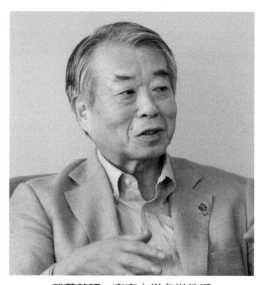

武藤芳照・東京大学名誉教授

ケアポートづくりに至る基本理念のところで皆でしっかり議論をして、地元の方たちがそれをさらに深めたり広めたり、熱い思いを込めてつくり上げたものに、われわれがたまたまお手伝いすることができました。

基本理念、ソフトがしっかりしていたので、ハードがつくりやすくなった。そのハードをつくっただけで終わる予定だったのですが、運営、活動の体制、新たなプログラム、そうしたことをさらに深掘りしていかないといけないだろうということになって、ソフトからハードが生まれ、ハードにさらにハートを注ぐという経過の中で生まれたのが、身体教育医学研究所だったように思います。

それ以前の厚生科学研究費によるフィールドワークの時代から、全国のさまざまな立場、職種の方々に大勢、（北御牧村を）訪ねていただきました。村始まって以来のフィールドワークということで魅力もあり、地域の人たちのパワーや知恵が随所に見られました。それだけ引きつける力があったのだろうと思います。そういう基盤もあって、今ここに至っているということを、特にこの年代になってみると改めて思います。

いい人たちが集まって、なおかつ今もそれが広まっていて、さらに増える勢いになっている。その点では「人生は縁と運」という――私の最近の座右の銘ですが――まさしくそういうことが集約している施設であると思っています。

――田丸副市長さん、ケアポートみまきは村民の大きな願いでした。小さな村の大きな施設であり、日本初の全室個室の特養です。先進的な施設実現までのご苦労もあったと思うのですが。

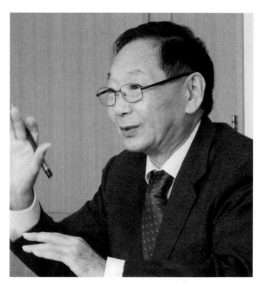

飯島裕一・信濃毎日新聞特別編集委員

田丸 当時村の職員でしたので、「地域の皆さんの健康づくり」という立場からどのように地域の保健・福祉を進めるか考えておりました。早い時期から村の保健補導員が中心となり、地域の女性グループと連携した健康づくりの活動が活発に行われていました。当時この村の健診事業を担っていたのは小諸厚生総合病院（現・浅間南麓こもろ医療センター）で、住民を巻き込んだ保健医療と連携した地域づくりを提唱していたことから、地域にも女性の組織が根づき、みんなで健康づくりをしようという考え方が定着していました。

そして「温泉」を健康づくりに活用できないかとの思いが、この発想の原点にあります。理想的なものは何だろうということで、ヨーロッパの先進事例などを参考に、複合的な保健・福祉の総合施設、医療も含めた施設にたどりついたと思います。

当時、指導機関ではそこまで研究、検討が進んでいなかった時代でしたので、大変厳しいものがありましたが、日本財団の支えがあって、理想郷づくりに着手できたと

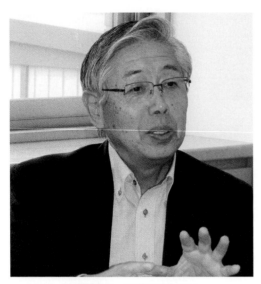

田丸基廣・東御市副市長

思います。「この地域にずっと住み続けるためには、何が必要なのか」を考え詰めた末に、こういう仕組みの施設にたどり着いたのですね。ここに住むためにサポートできるのが、この施設であると思っています。それは特養に特化して考えても診療所がなぜ併設しているのか、なぜ個室なのかということになるのではないかと思います。
──村が住民の要望をまとめながら、村長をはじめ村が引っ張っていった力を感じます。その点はいかがでしょうか。
田丸 小さな村では、首長のリーダーシップは絶対的なものです。当時の小山治村長の「温泉という地下の恵みをいただいた。これを有効に活用しようではないか」という思いだったのではないでしょうか。さまざまな先生方のお力をお借りしながら、それを実現できたのではないかと思います。
──翠川さんは保健師さんですが、施設ができたこと、村役場の中にあった保健、福祉など関係部署もケアポートみまきの建物に入ったことなど、その辺の経緯をお話しいただけますか。

翠川 最初のスタートは、高齢者の政策を中心とする総合施設でした。特養のある施設で高齢者を最期は在宅でどう看取っていくかなど、在宅医療の定着が中心だったように感じています。連携会議なども、すべて高齢者の対策のことでした。でも、行政は福祉業務、保健業務、国保の医療、保健師業務すべてが、役場の建物からケアポートみまきに移って、通常の業務をしながら高齢者対策に取り組んでいく。高齢者の在宅医療という流れの中で、母子保健、精神障害者の作業所の問題などにも取り組んでいましたから、何となく一緒の仲間という感じがなくて、やりにくさも感じていました。

東部町と合併して3万人都市（東御市）になり、保健師は各分野に分散配置されています。当時は小さな村でしたから、自分たちがすべての業務を持ってここ（ケアポートみまき）に移り、悩みながらつくりあげていったという経過でした。

合併して思っていることは、分散したために本来自分の業務でも、担当外業務にな

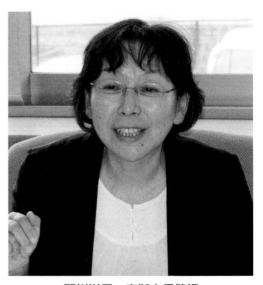

翠川洋子・東御市保健師

ると他人ごとといいますか、協力体制がちょっと薄れているという感じがします。そういった意味も含めて、本当に大変でしたが、振り返るとここに移り、悩みながら築き上げたのがよかったのではないかと思っています。
——小さな村がキラッと輝いたということだと思うのです。あの当時、役場とこういった施設が一体となっている自治体に、山形県の最上町（中村仁町長＝当時）がありました。取材をしていて、「最上町同様に、有機的にうまく動いているなぁ」と感じていました。その陰には、ご苦労もあったのですね。

翠川 自分たちの仕事が、他の部署・担当にわかってもらえなくて、わかってもらうためのアピールをしました。一方、自分たちも診療所や特養の役割を理解しようと努めました。お互いを理解するということが実って、うまくいったのではないかなと思っています。

——岡田所長は研究所ができた当時から、ずっと関わってこられたという記憶があるのですが、このような研究所は非常にユニークですよね。ユニークな研究所がここにできて継続、発展してきている、その思いをいただけますか。

岡田 大学のフィールドワークの時、1997年に単発で2、3日ここ（北御牧村）に滞在させてもらったのが最初です。私自身も行政に興味があったので、「半年ここにいて、地域の健康づくりの取り組みの実情を学んで今後に生かすように」ということで武藤先生にきっかけをいただいたのです。まさか、こんなに長く居るようになるとは思いませんでした。研究所ができるということ

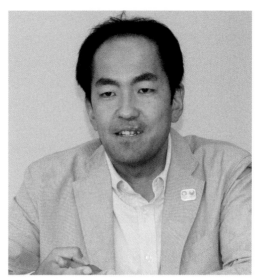

岡田真平・身体教育医学研究所所長

自体、想像していなかったです。

大学でスポーツ科学を学んだのですが、その分野で活動するのであれば体育教員やスポーツトレーナーとしてフィットネスクラブへという時代でした。地域の中で体育分野が、健康づくりの運動などとしてどうやって貢献できるのか……。本当に手探りでした。

スタートの手始めは、健診のお手伝いで地域を見たりしました。研究所ができる1年半前にそんな経験をさせていただきました。そして、プールができたのですが、「誰がプールを使うか」といったところから始まって、楽しみながら体を動かして、結果的に健康につなげていくにはどうしたらいいのかと模索する中で、自分たちの専門性を生かしながら、保健師さんや地域の皆さんと活動していくというのは、結構可能性があるなと思いました。

武藤先生が「大学と地域が、官学連携という形で一緒に活動していくには、研究所があってもいいのでは」と、小山治村長さんや田丸基廣施設長（現・東御市副市長）

に話してくださり、上岡洋晴先生（初代研究部長、現・東京農業大学教授）と私をスタッフにした研究所が実現しました。恵まれていたというか、いろいろなご縁ときっかけをいただいて始まった活動です。

◇

――村としての初めての診療所もできました。特養の個室というのも先見性があったのですが、複合施設として診療所ができたという意味は大きかったでしょうね。

田丸 福祉施設に診療所が併設されたことは大変画期的で、当時は常識的には考えられませんでした。あくまで単独の仕事として利便性、地域の支えを考えた時に、診療所があってすべてが完成することになります。

もう一つは5500人の村ですから、健康管理を進めていくためには医療データも福祉データも保健のデータも、携わる者が共有できる仕組みが、一人ひとりを支えるために大変重要なことになります。なかなか制度上難しいこともありますが、それができる総合施設の一部門に総合相談窓口が生まれました。これは言うのは容易いのですが非常に難しいことで、現場はどうしたらいいか悶々としていたと思います。

――診療所ができたことで、保健と医療と福祉が一体化しました。保健と医療と福祉の連携はよく言われることですが、なかなか難しいことだと思うのですが、翠川さんどうですか。

翠川 保健のデータ、医療のデータ、福祉のデータの一元化は、今では当たり前のように言われているのですが、その当時はまったく違いました。でも、連携だけは自分たちに課せられてくるわけで、そういう中で診療所という医療機関ができたことは

私たちの活動にとって大きかったです。私もコ・メディカル（医療従事者）ですので、医師がバックにいると活動しやすいですし、そういう意味ではありがたかったと思います。

診療所ができて私たちも、いつでも医者にかかれる体制ができたことを喜びましたが、一つの壁に当たりました。いつでも受診できるわけですから、夜間や休日もまったく関係なく、子どもが熱を出した、作業中に怪我をしたなど、本当にいろいろな医療相談が日時に関係なくくるのですね。

先生（医師）は一人で、在宅の看取りのための24時間体制医療です。村民にも考えてもらわなくては困ることになりました。「その役割は自分たちが担わなくてはいけない」ということで、休日・夜間の発熱や怪我などは、ちゃんと救急の日曜当番医に行くよう皆さんに周知しました。在宅での看取りで困っている時に対応できる体制をつくるところで、自分たちの役割があったのかなと思っています。

もう一つ、診療所ができるまでは「地域ぐるみで、病気の早期発見・早期治療」をスローガンに、厚生連（現・浅間南麓こもろ医療センター）が中心になって村内の公民館を回っての健康診断が定着していました。それはとてもよかったのですが、いつまでたっても健康が絶対なので、年老いて体の機能が低下していくことや、亡くなることをタブーとすることが起こりました。80代の方が、老化で足が変形して膝に痛みがあることに対して、「治せないのは、やぶ医者だ」と訴えるようなことまで出てきてしまいました。

ケアポートみまきや自宅で最期を看取るためには、老いを受け止める、亡くなると

はどういうことかなどを、皆で考えていかなくてはならないと教えられ、保健事業の中で診療所の先生と一緒に活動していたことを思い出しました。
――田丸副市長さん、医療の現場では長い間、医師が一番上にいて次にコ・メディカル、そして福祉という変なピラミッド構造が日本の社会の中に蔓延していました。今もその傾向があるのですが、ここの診療所は民主的で開かれたものであり、保健・医療・福祉が一体化している感触を感じるのですが。
田丸 民主的な開かれた診療所とするため、先生方には大変なご苦労をいただきました。入所施設を併設している責任も重かったでしょうか。「地域に根ざした診療所の役割を、積極的にやり遂げたい」という理想を掲げた先生方でも、大変だったと思います。そうした中でしたが、医療が保健、福祉と対等に連携して仕事をするという考え方を、歴代の先生方は実践してこられました。
――武藤先生はお医者さんですが、地域の複合施設における診療所の役割について、お感じになられている点は。
武藤 医師を頂点にしたピラミッドという話がありましたが、この総合施設は形でいうとフラット（平ら）なのですね。この形はすごく大切で、各分野、領域の施設部分があり、それを総合化させた施設になっている。保健と医療と福祉と、もう一つスポーツが入っているのです。

先ほどから（保健・医療・福祉の）三つは出ますが、「スポーツは出てこないな」と思っていました。そのスポーツが関わっている所に診療所があるというのがポイントです。つまり、保健と医療、福祉と医療、介護と医療、スポーツと医療、それと予防が重要なのです。医師の仕事は、診断と治療とリハビリテーションと予防ですが、特に通常の診断・治療は当然としても、在宅も含めてリハビリテーションと予防を担える総合型施設なのです。それの中核がこの診療所だと私は理解しています。

それと、私が若いころは「超ピラミッド」の中で過ごしていたので、その感覚からして日本全体としての医療体制をフラットにしなければ、今日の超高齢社会を生き抜いていかれないと思いますね。その意味で、ここはモデル的な総合福祉施設だと思うのです。

ただ、複合施設でフラットな形であるがゆえに、私も医師として学ぶことが多々ありました。最初に来たころに、翠川さんに相当たたき込まれて学習させられました。ただ、それはお互い様で、いわば「融合と創発」です。よく学生には言っているのですが、溶け合うことによって新たなものが創発されてくる、その過程の中の物語、その過程の中のエピソードだったと思っています。でも、そういう経過があるので、今も皆が連携して手を取り合っている状況が生まれているのだろうと思います。

医師がピラミッドの頂点という時代ではあり得ないし、コ・メディカルという言い方もやめた方がいいと思います。そういう状態、時代なので、ここを全国の、あるいは東アジアの拠点、モデルとしての拠点にしたいですね。

◇

――確かにスポーツ、運動指導のインパクトは大きいですね。研究所ができて地域に入り込んで、寝たきりを防ぐための転倒予防を、研究所と診療所、保健師さんとが結

びついて取り組んできたと思うのです。武藤先生、研究所の設立にご尽力されたエピソードを含めて、研究所の存在についてお話しいただけますか。

武藤 島根県吉田村でのフィールドワーク、そして北御牧村でのフィールドワークがベースになって転倒予防の理論が確立できました。5年近く積み重ねた実績とデータとシステムで生まれたのが転倒予防の論理です。つまり転倒をある意味、生活習慣病的ととらえて、生活習慣病であるならば予防の対象になり得るであろうということで「転倒予防」の4文字が生まれました。さらに、転倒予防教室を生み出そうと模索する中で、研究会が生まれ、学会が生まれ、それが転倒予防という社会的概念にまで広がってきたのですね。ここでの小さな取り組みが、今や社会全体の大きな取り組みになっているのです。

　小さな村から始まった活動が、「われわれの転倒予防です」ということなのです。その中核的な役割が身体教育医学研究所であったのだと思います。「半年だけ居ろよ」と当時学生だった岡田君に言って、今や半年どころではない地元で暮らすようになっているのは大変喜ばしいことで、それも時代が求めた結果だろうなと思っています。

——岡田所長どうでしょうか。研究所もいろいろな所と有機的に結びつきながら活動していますね。具体的な話を含めながら連帯や位置付けをお話しください。

岡田 教育系でスポーツを学んできたのですが、医師、保健師、看護師、介護職もいる保健事業のチームの中の一員として、存在意義をある程度感じながら取り組めることを実感させてもらえました。

　予防という意味では、まずは体を動かす習慣が大事だと思います。ただ、この地域で関わっていると、農業をしている人は普段体を使っているわけで、しっかり体を動かしている、という意識があります。しかし、スポーツでいうと、主活動に加えて体の調子を整えるためにストレッチをしますよね。そういった暮らしにプラスになることをちょっと伝えたり、「皆で体を動かすと楽しい」と改めて伝えて皆さんと一緒に実感してもらう場面をつくることに、自分たちの専門分野が生かせることを感じました。

——全国的に見てこのような研究所の存在というのは少ないと思うのですが。

武藤 研究所を持っている施設、自治体、独立行政法人はありますが、このように現場と一体化した、保健も医療も福祉もスポーツも現場を持っていて、その拠点としての研究所があるのはここだけだと思います。本格的に求められている社会的な意義のある水泳施設は、ここが一番だと思います。社会、時代が求めていたものなのですが、一つではダメなので、島根県にも2号店として「身体教育医学研究所うんなん」をつくっていただけたのはありがたかったです。兄弟施設、姉妹施設があることによって双方によい刺激ができて、その中で「じゃぁ、うちもこうしようか」ということが生まれてきたのだと思います。

——田丸副市長、研究所の存在、この地に研究所があることをどう思い、考えていらっしゃいますか。

田丸 今は研究所の代表理事なので、頭の中にあるのは運営のことばかりで恐縮です。研究所の存在価値を語るのであれば、法人化されていることが大変重要です。それは、地域の人たちが社会的責任を持って

いる組織であることを認知してくださる大きな要因であると思います。これが役所の一部署の研究所だったら、まったく見方が違います。そこは非常にありがたいことです。

　この総合施設にプールがなかったら、研究所の存在はなかったと思います。「転倒予防」の重要性を提唱して25年経ちました。当時、武藤先生と東京大学で福祉施設にプール併設のためのご指導をいただいたこと、「あの時話していたことはこういうことだったのだ」と今思い出します。ここに住んでいる皆さんが、プールがあることによって、自ら健康づくりを自分でやらなければという意識を持てたことは非常に大きいと思います。時間はかかりましたが、地域の皆さんが健康づくりを実践するための補助機関の役割は大変大きいものがあります。このことは、行政にはできない部分を担っていたからと考えています。

◇

――この本の中にも、プールの会員数が減ったり伸びたりする話も出てきます。ご苦労もあったと思います。翠川さん、保健予防活動の上からも研究所が持っている役割、意義は大きいですね。

翠川　岡田所長もおっしゃっていますが、農村地域ですから農業をされている皆さんには「農業で体を使って、まだ運動の必要があるのか」という考え方が多かった。そういう中で、必要性をずっと継続して伝えていく啓発活動は、研究所があったからこそ定着できたと思います。

　「運動」と「栄養」と「休養」の健康の3本柱は大事だというのですが、では実際何をされているか。食事はそれなりに気をつけている方は多いのですが、運動となるとまったく実践されていない状況から、運動習慣を定着させたことは大きかったと思います。

　本当に罰当たりなことで恐縮なのですが、悶々としていた当初は、研究活動に振り回されたマイナスイメージしかなかったのですが、武藤先生が事業をすると交流の場をつくってくださっていて、それも最初は上司命令でしぶしぶと出ていくわけです。そんな場での会話でしたが、20年前は骨粗鬆症予防で骨密度測定が健診として行っている時代でしたから「骨密度検診は効果があると思えない」と言ったら、たまたま隣に座ったスタッフの医師が突然、「そうなのですよ。僕たちはそういう保健師さんたちの悩みや疑問に答えるために研究しているのですよ！」と言われ、話が盛り上がったことを思い出します。あれ以来、活動が「やらされ感」から「主体的にやる」ように変わりました。お互いを理解するのは交流の中でつくられてきたなぁと、今振り返ったところです。おかげ様で、骨密度検診はこの研究で廃止して、健脚度®測定に変えたのですね。それが高齢者に定着して今でも続いている。あの時ちゃんとやっておいてよかったという思いがあります。

――武藤先生、身体「教育」医学研究所についてですが、この「教育」という言葉が生きていますね。

武藤　おっしゃる通りですね。「名は体を表す」といって、education教育を真ん中に入れることによってというか、もともと体育なのですね。physical educationは身体教育なので、それは明治期に体育と略してやっていた。体育ではなくてわれわれは――東京大学の講座でもそうですが――

身体教育と名称を変更したのです。身体教育自体が1本あって、それに医学なんです。physical education & medicine。言い換えれば体育医学研究所なのです。体育医学研究所ですと、渋谷にあったスポーツ診療所になってしまうのです。そういうものではなくて、やはり教育というのが真ん中にあって身体と医学が結びつく教育的な活動が重要であることが生きたのだろうと思います。

　先ほど、交流が大事だったという話がありました。間違いなく保健師さんと交流して保健師さんたちの理解を得るにはどうしたらいいか、東京大学では緊急会議を開いて次の作戦はみたいなことを行っていたのですが、今振り返ってみるとそれが非常に重要なことで、最前線のキーパソンの人たちに理解していただかなければ絶対あり得ないですね。

◇

――この複合施設は、いろいろな部署がうまく交流しながら動いているように見えます。

岡田　細かなコミュニケーションが取れる環境があります。時間がかかる場合もありますが、コミュニケーションの延長上に結果的に困ったら相談し合うことができていると思います。

――有機的につながっている秘密は、どこにあるのでしょうか。

武藤　酒の席ですね。

田丸　人間関係ですかね。

武藤　昼間もそうですが夜にお話しして生まれていることが多々あるし、この座談会の基盤となった本づくりの話も、宴会の席で生まれたんですよね。「時代は夜つくられる」といいますが、フラットに語り合うことがベースになっているのでしょうね。

――そのような雰囲気が、この複合施設全体の中にあるということですね。

翠川　今、飲み会というと敬遠する職員も多いのですが、やっぱり振り返るとそういう席にしぶしぶ出たとしても自分たちが本音でいろいろ話せる、話し合えるという雰囲気をつくってくださって……。そういう場だったと思うのです。だから飲み会に行って自分たちが言いたいことも言えずにただ聞いて帰ってくるということではなく、やっぱりお互いに語り合えた、そういう場だったのがよかったと思います。

――田丸副市長どうですか。

田丸　新しい仕事への挑戦ですから、いろいろな不満をみんな持っていますよ。一生懸命仕事をしているからそれなりの不満があるのです。そこをつなぐ仕事、そういう人材が必要です。武藤先生もそのお一人ですが、将来の姿を見通したこの施設に、大きな期待をよせてくださった大勢の先生方がすべてをつないでくださったと思っています。

◇

――キーワードは、「地域とともに」ですね。武藤先生は全国的な視野で活躍されるとともに、地方にも力を注いでおられますが、ここの地域に密着したような活動について思われることはありますか。

武藤　一人ひとりが非常によく考えて行動している地域だと思います。それは風土というか土壌というか、親の時代から祖父祖母の時代からなのかもしれませんが、それがベースにあるのではないでしょうか。

　それから感性が豊かですよね。知性と感性と恐らく両方が、変に尖がっていない。土壌に根づいているので尖がっていないのですね。東京や大阪には、尖がって知性だ

けを売る人がいるし、尖がって感性だけを売る人がいるのですが、そうではなくて柔らかで大らかな形の知性と感性が一人ひとりに根づいている。そう感じてずっときているんですね。

　あの当時5500人の北御牧村で研究所をつくることは、普通はNOですね。99.9％NOだと思うのですが、小山治村長には真剣に受け止めていただけた。しっかりと考えられた上で、最終的に「行きましょう」ということになりました。そして、「研究所に二人のポストを」というのは無理難題な要求だったのですが、それもしっかり考えた上で将来も見越して実現してくださった。こういうフラットな複合施設をつくり、財源もきちんと確保して人も配置して、という画期的なことをされている。「自治体というのは大きさではないな」と思うんですね。それは一人ひとりが、しっかりとした豊かな感性を持って考えているからだと思うのです。

──「地域にこだわって、住民のため」にという観点が、ケアポートみまきができた時から脈々と流れているのですね。田丸副市長さん、改めてその点いかがでしょうか。

田丸　そうですね。最初にお話ししたように地域の皆さんの純粋な思いです。私たちが将来ともに健康で元気に生活し続けるためには「何が必要で、どんなサポートがなければならないのか」を真剣に皆が考えていたことと、この地に温泉が出たことをきっかけに、時の首長さんが信念を持って推進いただいたということに尽きると思います。25年が経過しましたが、皆さんのその思いは何も変わっていません。そして、全体の運営が行政の手から離れていますので、法人として役割を果たさなければいけないところと地域の皆さんが参加して整備した施設、そのことが地域の皆さんの思いとうまく溶け合って、その流れが今日まで脈々と続いてきているのではないかと思います。

──翠川さん、保健活動、予防活動は、地域の中に入っていく、住民の中に入っていかなくてはできない活動ですよね。まさに保健というのはそうだと思うのですが、その辺を踏まえてどうでしょうか。地域にこだわってということに対して。

翠川　私が就職した時からですね、県厚生連、今の浅間南麓こもろ医療センターが中心に健診を地域ぐるみで進められ、地域の皆さんの声を大事にいろいろな事業を進めていました。就職して、先輩から「住民の声は大事にするように」と、ずっと教えられてきました。住民の声を聞きながらなので、ケアポートみまきが開設する前から「どういう施設がほしいのか」「どういう体制だったらいいのか」を、地域の皆さんは自主的に考えられていました。

　実際にケアポートみまきが開設してから、「ここの施設に、どういうことだったら自分たちが協力できるのか」でボランティアの組織が立ち上がり、ずっと施設ボランティアが継続されているのですね。地域の皆さんの声を聞かないで進めてしまうと、やがて声を発しなくなりますので、そういうところは受け継いでいきたいと考えています。

◇

──岡田所長も研究所として地域に入っていく、地域に溶け込んでの予防活動、保健活動、運動指導、スポーツ指導が多いですが、その辺のお話をいただけますか。

岡田　地域とともにという前に、逆に地域

から学ばせてもらっていることが多いです。「自分たちがどういうことをしたら役に立つのか」が原点ですし、スタート時は転倒予防をはじめ高齢者の方々に関わることが多かったので、逆にお一人お一人の人生経験から学ばせてもらうことがいっぱいありました。

武藤先生から、教育（educate）の本来の意味は「引き出す」ことだと教えていただいていたのですが、その人が持っている価値観、生活、暮らしの中で、たとえば「体の痛みをちょっと楽にしたい」などの思いをどう伝え聞き（引き出し）、どう対応できるか——と、そういう思いをどうやったら実現できるか、どのような情報提供ができるかという思いでいます。

そういう意味ではプールは効果的でして、皆さんから実感を持った納得感が引き出せました。「自分はこうやっていけばいいな」というきっかけづくりができるフィールドだったので、地域の皆さんの求めることに学びながら、自分たちが持っているもの、情報なりノウハウ的なものをお伝えするということを積み上げてこられたのかなと思います。

——地域と一体となってやって取り組めたということですね。

岡田 そうですね。高齢者の方からスタートしましたが、子どもの活動に関しては「保護者がどういうことを求めているか」を聞いたり、障害のある人たちには「障害者がどういうことを求めているか」を聞く。そこからスタートできるという意味では、逆に地域に教えてもらって自分たちのできることを行わせてもらっている感覚がずっとあります。研究所員全員がそういう感じでいてくれていると感じています。

武藤 地域とともに動いている間に、時代に合った新しい課題、新しいテーマが自然に生まれてきて、それを追求していくと実績が積み上がって、また新しいテーマが生まれてくる。

たとえば今、岡田佳澄さん（研究所・指導主任）が取り組んでいるボッチャは、パラリンピックの種目であり、障害者の種目なのですが、実は子どもから高齢者まで分け隔てなく楽しむことのできる、すごく面白いスポーツです。ボッチャを伝える新たな活動が、広まって深まってきているのですね。そのボッチャを通してまた人と人との交流が広まっています。

地の利でいうと、湯の丸高原の高地トレーニング施設もそうでしょう。当初、この総合施設のプールに関わったのですが、25年前から今に至って、オリンピック・パラリンピック選手向けの水泳施設づくりまで行くなどと、まったく想像していませんでした。地の利があった、湯の丸高原がもともとこの地にあった。そしてこの時代になって、改めてこういう事業が新たに目の前に現れたということなのだろうと思うのです。

一つひとつ積み上げていくことで、自然に新たなつながり、広がりが生み出されていく。そういう意味では天地人というか天の利、地の利、人の縁は結びついている。その拠点がこのケアポートみまきであり、身体教育医学研究所なのだろうと改めて思いますね。

◇

——武藤先生から、いろいろやっている中で新しい課題が見えてくる、というお話がありました。ケアポートみまきは高齢者の福祉医療を中心にスタートしたのですが、

武藤先生はこの本の中で、「将来元気な高齢者をつくるためには元気な子どもを育てることだ」と訴えておられます。これに対して、一つの大きな成果、新しい方向性が出てきていると思うのですが。

武藤 超高齢社会で高齢化率は28.1％（2018年9月16日、総務省公表）の時代です。今の子どもたちが元気でないと、岡田真平所長や岡田佳澄さんが高齢者になる時代は、われわれは捨てられてしまうかもしれない。その意味で、常に子どもたちに熱い視線を注ぎ続けるのが、大人たちの重要な役割なんだと思います。「今の自分たちさえ幸せであればいい」というようなリーダーシップを取っている人もいるのですが、常に子どもたちのことを考える、そういう深みのあるとらえ方と活動の仕方というのは重要です。

先ほどの骨粗鬆症の話ではないですが、高齢者が増えるからとそこに特化した事業、活動、予算がどうしても増えるのですが、もっと先を見越した展開ができるきっかけとか、言葉とかあるいは目標を提示するのも、この研究所の重要な役割なのだと思いますね。そういう意味では、ここで生まれたことも実はたくさんあって、「究極の介護予防は元気な子どもたちをたくさん育てること」など、いろいろな"受け言葉"をつくってきました。「みまき」を文字って「みんなでまめに働いて気（き）持ちよく飲む」と、飲み会では常に言ってきました。

――岡田所長、研究所では高齢者に加えて子どもたちのところへ出向いたりしながら、いろいろな運動指導をしていますよね。

岡田 自然豊かで環境に恵まれている北御牧村に来て、「子どもたちは、家の外で元気よく遊んでいない」という意外性を持ちました。休みの日にもですね。それが修士の時の研究テーマになりました。

この時代、子どもたちが子どもらしく力いっぱい遊ぶことがなかなか実現しにくいというか、そういう状況になってきている……そんな問題意識を持っている時に、渡邉真也・指導部長から「子どもを元気に育てる取り組みを、ライフワーク的にやりたい」という話がありました。

高齢者に関わっていると、いわゆる「体育嫌い」「運動嫌い」という方が大勢いらっしゃる。運動の好き嫌いは、小学生になったら得意不得意も含めて出てくるので、就学前の時期に子どもたちが豊かな体験をして、結果的に楽しく身のこなしができるという経験を積んでもらおうと、渡邉君（研究所指導部長）が保育園へ定期的に"体操のお兄さん"として入りました。

ただ、そんな活動の中で運動指導プログラムを組むと、楽しく遊んでいるようであっても、渡邉君には「やらせている感じ」があって、「保育園児にとっても、自分が動きたくて動くのではなくて、『皆でやろうね』と言われて、何となくやらされている運動」ではないかと限界を感じていたようです。

そこで今は、子どもたちが自分の取り組みたいことをとことんできる環境を提供して、遊ぶというか自然に体が動き、自分の肯定感を高める体験活動に取り組んでいます。動きたくなる環境づくりとは、自然体験活動として里山でやる場合もありますし、保育園活動の中でも保育士さんが、子どもが元気に動くことをちょっと見守れる時間なり場所を保障する工夫をしています。あれこれ教えるという形ではなく、子どもたちが本来持っている「動きたい、遊

びたい」という気持ちを引き出す活動を行っています。

◇

――この本の中で、多くの方が看取りについて書いています。涙がこぼれるような素晴らしい看取りの話がいくつも出てきます。自宅での温かい看取りが多い。これはやはり、お医者さん、看護師さん、福祉関係者、行政も全部含めての連携だと思うのですね。

私は2018年1月に、家内を亡くしました。医療的な手の施しようがないことになって、自宅に連れてきてちょうど1カ月。介護ベッドの横に私の布団を敷き、家族で介護して看取りました。地域に幼馴染のお医者さんがいたことが大きかったのと、訪問看護もこの医師としっかり連携を取って、実に丁寧に診てくださいました。そして、日に3回訪問介護をしていただいた福祉の方々も、親切に接してくださいました。そのような連携の中で、何とか自宅で看取れたという思いでいっぱいです。この本の中で、倉澤隆平先生が、「キュア（治療）よりケア」と述べていますが、その通りだとつくづく感じました。

翠川さん、この地域の看取りへの取り組みは、全国的にも極めて先進的だろうと思うのですが。

翠川 家で看取る決断をする時には、いろいろなことをクリアしなければならないと思っています。

私の自宅から100mほどの所に、お子さんがいなくて高齢者二人暮らしのお宅がありました。「何かあったら頼むねぇ」と言われていたのですが、夜中に電話がかかってきて「主人がトイレへ行ったら、そのまま意識がなくなった。すぐ来てくれ」とのことでした。慌てて駆けつけて、「救急車を呼ばないといけないのか」「どうすべきなのか」と思いながら、みまき温泉診療所の久堀周治郎先生（かかりつけ医）に連絡して来てもらいました。

そのまま2時間くらいで看取ったのですが、(一般的には)後で家族や親族が駆けつけた時に「なんで救急車を呼ばなかったんだ」「もっと早くに入院させなかったんだ」と言われるケースが多いのです。その時に先生から、「これが一番よかったし、幸せなことなんだよ」と言ってもらえる。そういうこと（土壌）がないと、決断ができない。私も「救急車を」と一瞬思ったのですが、「救急車の前に先生に」と思えたのです。そして先生に「これでよかった」と言われれば、「あぁこれでいいんだ」と自分も思える。そういうことがないと、なかなか難しいのです。

――副市長さん、ここに暮らしておられてお感じになることはありますか。

田丸 この施設は、皆の理想郷であり、地域の支えとなる所ですので、皆さんの納得の上でこの施設が生かされていると思います。私も前日まで元気だった母親を自宅で亡くしました。早朝、診療所の先生がすぐ来てくださって、「まだ温かいね」「皆で送ってあげましょう」とおっしゃいました。母も主治医の先生の言う通り、「自分の家の畳の上で亡くなるのが一番幸せ」と、ずっと考えていましたから、本人も満足だっただろうと思います。このような看取りは、やはり皆さんが最初にこの施設をつくることを選択した原点にあります。そしてそれが生かされているのですね。そういう意味で、この施設の役割は大きいと思います。

第7章 座談会 明日に向かって

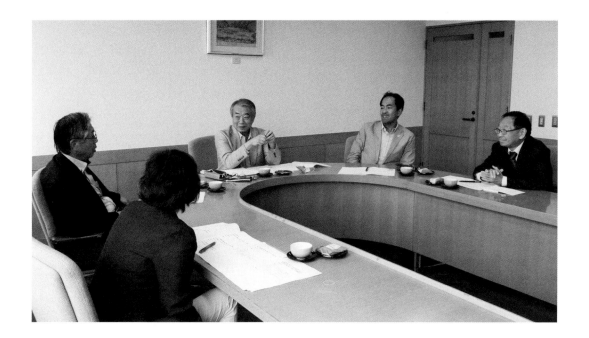

——家内を亡くした時は、訪問看護の看護師さんと近くのお医者さんに、「もう数日、明日まで持つか……」と言われていて、結局、朝方亡くなりました。先生に連絡したら、すぐに飛んできてくださいました。今もなお、地域の連携の大切さ、温かさを思っています。

武藤 連携ということと、思想でしょうかね。ここは作家の池波正太郎さんに縁が深い所です（＝上田市に記念館）。人は生まれた時から死に向かって歩んでいる、それは間違いのない事実であるというのが、池波さんの時代小説のテーマです。「どう生きるかということも大事だが、必ず死ぬ」ということを、この地域の皆さんが大前提として理解し、風土や土壌として根づいている。それは、思想のように私は感じています。

さらに農村医学や予防医療を通して生まれた思想があって、家族や家庭、家と死生観とが連携した形で一人ひとりの生き方、死に方に大きく影響しているのだろうと思いますね。ですから、ご本人にも家族にも、住み慣れた家で最期を迎えたいという思いが、連綿としてあるのだろうと感じています。

◇

——岡田所長どうでしょうか。

岡田 翠川さんもおっしゃっていましたが、健康づくりや介護予防が強調されすぎると、老いとか死に対して何かすごく否定的になる危険性があるのではと感じます。私らの立場では「アンチ・エイジングのために体を鍛えましょう」みたいな話に陥る可能性があります。

しかし、地域のこういう場所に居ると、公民館で関わっていた人がデイサービスに来るようになって、特養に入って、亡くなるという状況に触れています。必ずその方々が老いて、いずれ亡くなられることを、実際に実感する。そこが大きいと思います。いずれ皆そうなっていく中で、「その時々」にどういった価値のある時間を持っていただけるか、自分たちはそれにどう関

わっていけばいいのかと考えます。

武藤 フィットネスクラブでビジネスとして成功している事例として、あるテレビが取り上げていたのですが、トレッドミルに10人ぐらい走っていて、全員の心拍数が表示されるのですね。「あなたの最大心拍数の何％、何％、何％」と。田丸さん55％、私が61％。「70％の岡田には負けられないから、走らなきゃ」みたいにですね。何のために走っているのか、訳わからなくなっているのですね。これでは、トレッドミルで死ぬ人が出るかもしれない……そのような光景ですよね。

　何のためにその活動をしているのか。健康や予防の基本的な概念から離れてしまった不自然なものが今、社会全体に蔓延している感じがしています。

　ここ（東御市）は、豊かな自然に恵まれています。山があり川があり食材があり、自然の中で生かされているので、自然な健康観が育まれてくるのだと思いますね。それは大都市ではあり得ないのかもしれません。日常的に自然の中に居るから、多分、自然に健康を考える、自然に予防を考えるということに慣れているのではないでしょうか。

——異常ともいえる健康ブーム、健康志向です。「健康になる、健康でいることが目的化してしまう」、おかしなことが起きていますね。「健康のためならば、死んでもいい」といったブラックユーモアもあります。そこに営利目的などで怪しげなもの（健康法）が入ってくると厄介です。

武藤 先ほどからも人が死を迎える自然さを尊重することが話題になっていますが、それを大事にしていきましょうということだと思います。

◇

——最後になりますが、東御市の三つの施設と地域のよりよい未来に向けて、抱負と提言を一言ずつお願い致します。

武藤 「さらなる連携」でしょうかね。それは、この地域・この町の中でのさまざま分野、領域の方々との連携と、一般市民の方々との連携です。それから（東京五輪に向けての）湯の丸高原の施設づくりが本格化しますので、もう少し幅広い領域、地域との連携、それとたとえば地域の信濃毎日新聞をはじめとする報道機関との連携などをもっと強化したいですね。いい仕事、いい活動をしているので、さらに全国に広げるには報道機関との連携は日常的にさらにやるべきだなと思っています。

　さらにほかの都道府県や韓国、中国などを含めたほかの国々との連携をテーマにしていくことによって、パワーアップするだろうし、もっと面白い物語が広がるのではないかと思います。この研究所ができて生まれた結婚カップルは何組かありますよね。そういういいご縁が生まれるのも嬉しいですね。やはり、さらなる連携でしょうか。

田丸 地域にこだわって市民のためにどう関わっていくかが、非常に大事です。私は初心を忘れないでさらに発展をさせていくことが必要だと思っています。人口減少社会の中で、自治体は財政的にも大変厳しい状況が続きます。このため、そこに住んでいる人たちの力に委ねるところが大きくなってくることに間違いありません。

　研究所が事業展開していることは、自治体も真剣に取り組みたいのですが、組織的に制約があってそこまで手が回らないのが実情です。したがって、研究所の役割は地

第7章　座談会　明日に向かって

域や社会にとって、これからもっともっと重要になってくるだろうと思っております。

翠川　ケアポートみまきの理念は、開設当初からブレることなくずっと継承されています。この座談会で今、「それが何なのか」を改めて感じました。その理念を継続して、そして今やっていることを積み重ねていくこと、それでいいのではないか。そういうことがずっとなされてきたことは、本当に素晴らしいと思っています。

岡田　高齢者と子どもが一緒に元気になる、障害のある人もない人も一緒に活動する、アスリートがここへ来て自分を高める。市民の皆さんが元気になることがうまく融合するといいですね。そういう意味で、対象を限定せずに活動が発展していくようになれば、もともとここが目指していたことに近づいていくのかなと考えています。

◇

――皆さまのお話を聞きながら、「この施設への思いに寄せられた最初の発想が、よくぞここまで貫かれてきたものだ」と改めて思います。ケアポートみまき、みまき温泉診療所、身体教育医学研究所の来し方、活動の現状、そして展望が、このような1冊の本としてまとまり、今、記録として残る意義は極めて大きいです。座談会だけではなく、非常に多くの方々の原稿を読ませていただいて、そう実感しています。

●ケアポートみまき 年表

年	月	日	できごと
1993	2	7	社会福祉法人みまき福祉会設立
	3		ケアポートみまき設立準備室発足
	4		ケアポートみまき建設運営委員会開催（1993、1994年の間に第1回～8回まで開催）
	7		日野原重明建設運営委員長講演会
	11		北御牧村全23地区懇談会
1995	3		採用職員全体研修開始
	4	1	特別養護老人ホームケアポートみまき開所
	5		ケアポートみまき篤志寄附御礼の会・竣工式
	10		デンマーク交流研修事業（以後、複数年にわたり実施）
	11	11	温泉アクティブセンター開所
	12		ボランティア交流会
1996	9		日本財団主催曽野綾子会長記者懇談会
	11		ケアポートまつり1996（武藤芳照建設運営委員講演会等）
1997	4		医療福祉建築賞表彰式
1998	5	6	訪問看護ステーションみまき開所
	9		膝腰健康チェック（東京大学、北御牧村、みまき福祉会）
	10		ケアポートまつり1998（北御牧村立村110周年記念事業）
1999	5	15	身体教育医学研究所開所
	9	1	ほのぼのホーム（認知症対応型生活介護）開所
2000	4		介護保険法施行（事業開始）
	7		職員腰痛調査
2001	7		温泉アクティブセンター第1次リニューアルオープン
2002	11		温泉アクティブセンター第2次リニューアルオープン
2003	4	1	特養ユニットケア開始
	5		小規模生活単位型介護福祉施設認可
2004	4		東御市発足
	6		第1回ケアポートみまき事業所報告会（以降、毎年開催）
	12		ケアポートみまき開所10周年記念式典
2006	9	1	デイサービスセンターあぜだ開所
2007	2		高齢者介護サービス研究学会でヘルパー活動発表
	7		保育園へのプール開放開始
2008	4		福祉有償運送事業開始
	8		ほのぼのホーム（認知症対応型生活介護）増床改修工事
	9		台湾医療関係者視察（以降、実習受け入れや台湾視察など）
2009	4		身体教育医学研究所開所10周年、一般財団法人化記念式典
	9	1	やえはらデイサービス・みはらしの郷開所
	10		長野大学「地域ケア論」講義開始

資料　ケアポートみまき　年表

年	月	日	できごと
2009	12		デイサービスセンターあぜだにて感謝祭を開催
2010	1		東御市災害協定締結式
	4		日本財団より取材（香港TV放送局）
	5		職員通年研修開始
	6		障がい児プール遊び開始
	10		特養リニューアルオープン
2011	3		東日本大震災被災地支援 （東松島市、3月27日〜7月2日まで98日間支援）
	4		福祉用具機器を利用した介護支援開始［NLP：No Lifting Policy（持ちあげない看護・抱えあげない介護）の実践］
	6		東御市民間介護・福祉事業者連絡協議会発足
2012	7		ケアポートみまき中庭（遊歩道）整備竣工
	9		全国社会福祉法人経営者協議会　NLP発表（浜松市）
2013	1		「運動器の10年」普及啓発活動奨励賞表彰
	11		第8回医療の質・安全学会　QMS活動報告　ベストプラクティス優秀賞受賞
	12		全国老人福祉施設協議会全国大会　特養NLP発表（沖縄県）奨励賞受賞
2014	2		大雪災害（道路遮断のため、デイサービス、プール3日間休業）
	4		東御市発足10周年記念式典
	8		東御市総合防災訓練・土砂災害対策訓練に参加（以後、毎年参加）
	9		やえはらデイサービス・みはらしの郷5周年記念式典
2015	1	25	ケアポートみまき開所20周年・在宅総合支援センター開所記念式典
	7		温泉アクティブセンターリニューアルオープン
	7		スリーポート連携会議開始
2016	1		アルティスタ東御（サッカーチーム）連携調印式
	7		台湾嘉南藥理大学研修受け入れ
2017	2		東御市北御牧地区冬季スポーツ大会ボッチャ競技に入居者チームが出場
	5	1	施設内保育施設「みまきっずRoom」開所
2018	3		高齢者共同住居「ふるさと」閉所式
	12		スリーポート事業報告会（みまき）
2019	3		特養ケアポートみまき修繕工事完了（日本財団助成）

新聞記事でたどる
ケアポートみまきの歩み

1995年のケアポートみまきの開所以来、信濃毎日新聞に数多くの記事を掲載いただきました。信濃毎日新聞社の協力のもと、ケアポートみまきの歩みを新聞記事でたどります。

心の通い合う場に

「ケアポートみまき」完成式典
医療・福祉の「先駆け」期待

北佐久郡北御牧村布下に、全国に先駆けたモデル施設として四月オープンした保健、医療、福祉の総合施設「ケアポートみまき」の完成式典が十七日、行われた。吉村知事、小山治村長ら約二百三十人が出席し、テープカットやくす玉割りで完成を祝った。

ケアポートみまきは、村主体の社会福祉法人（理事長・小山村長）が運営。全国初という全室個室の特別養護老人ホーム（長期五十床、短中期十床）を中心に、村営診療所、温泉を利用した健康増進施設、総合相談窓口などがある。現在、四十人余が入所している。

小山村長は式典で「運営には多くの課題があるが、一つ一つ（の課題）をほぐしていき、心の通い合う施設にしていきたい」とあいさつした。出席者はテープカット後、施設内を見学。「こういう場所で老後を迎えたい」という声も多く聞かれた。

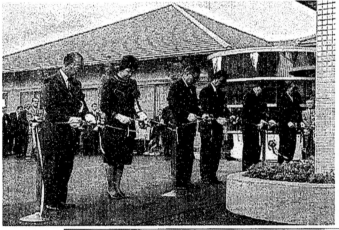

「ケアポートみまき」の完成を祝い、テープカットする村関係者ら

1995（平成7）年5月18日

資料　新聞記事でたどるケアポートみまきの歩み

ケアポートみまき　北御牧村の取り組み ●1●

全室個室

「自宅の延長」を目指して

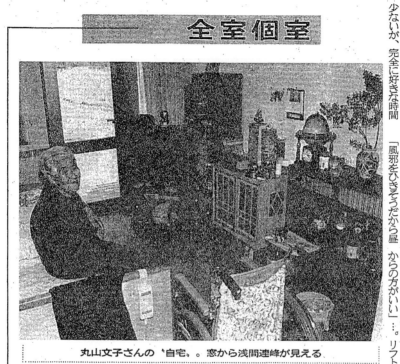

丸山文子さんの〝自宅〟。窓から浅間連峰が見える

　車いすの丸山文子さん(八二)が自室から入浴にやって来た。ひざの上にタオルと着替えを載せている。

　入所者が希望する時間に入浴できるのが特別養護老人ホーム「ケアポートみまき」の特徴の一つだ。時間は午後二時―午後八時。入浴は、介助が必要なリフト浴と、一般浴に分かれている。長期入所している四十五人のお年寄りの中でも、丸山さんのように介助なしの一般浴ができる人は少ないが、完全に好きな時間を選べる。

　「風邪をひきそうだから昼間のうちに」「夕食を食べてからの方がいい」…。リフト浴の入所者にも毎朝食後に意向が希望を聞く。

　リフト浴のお年寄りは、最低週三回が目標。丸山さんは「手すりにつかまって毎日入っている」という。お湯は、千曲川わきに沸く温泉。「普通の水に比べて、湯冷めしにくいね」

　個々人の暮らしのリズムやプライバシーを大事にしている。全室が個室になっており、これは全国初という。長期五十床と一カ月程度の中短期十床。個室は一人ひとりの〝自宅〟を目指している。

　個室の入り口には、木製の立派な表札が掲げられている。丸山さんの部屋には、冷蔵庫、テレビ、衣装ダンス、仏壇、訪問客からもらったナンテンの実…。自身名義の電話も昨秋に入れて「たまに兄弟に入れて」と笑った。

　食事の時間も、朝食は午前七時半、昼食は正午、夕食は午後五時半からと一応決まっているが、それぞれ幅を持たせて二時間の間に食事をとれるよう態勢をとっている。

　「専門家の間にも、全室個室は『閉鎖的になる』との意見はある。しかし、プライバシーがあり、人間らしい生活につながる自主性を認めることが『家庭の延長になる』と、運営するみまき福祉会の田丸基広施設長(四五)は話す。ある女性の入所者は、訪れた家族二人と一緒に"自宅"近くのデイルームで夕食を楽しそうに味わっていた。

　◇

　北佐久郡北御牧村布下に昨年四月オープンした保健・福祉・医療の複合施設「ケアポートみまき」。特別養護老人ホーム、総合相談窓口、村営診療所、二十五㍍プールなどの「温泉アクティブセンター」(昨年十一月オープン)の四施設からなる。人口約五千五百人の小村が建てた「全国的なモデル施設」の取り組みを紹介する。

1996（平成8）年2月1日

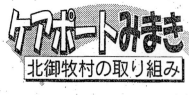

ケアポートみまき
北御牧村の取り組み ●4●

質の高いケアを目指す特養老人ホーム「ケアポートみまき」。昨年四月のオープン以来、運営を支えてきたのはボランティアグループ「すずらん会」だ。メンバーは村民約六十人。平日の毎日、二人ずつ交代で奉仕活動に当たっている。

午後一時過ぎ、同会の小林百代さん(六二)＝北部＝と、成沢洋子さん(五三)＝同＝が施設

ボランティア

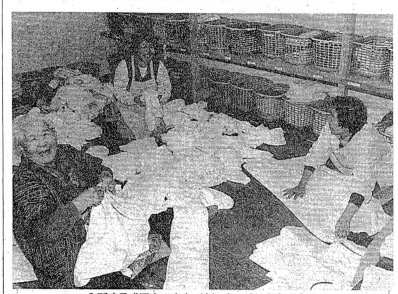

入所する成沢キヨさん（左）と一緒におむつを畳む「すずらん会」会員。和気あいあいの作業だ

施設運営の柱、広がりも

内の洗濯室で、おむつを畳み始めた。「自宅の延長」を目指しているため、長期入所者は基本的に布おむつを使っている。一枚一枚に使用者の名前が刺しゅうしてある。

大型乾燥機から取り出したおむつの山から、二枚一組にして畳んでいく。月一回ほど来ているから、手慣れている。成沢さんは「二枚は三つ折り、もう一枚は四つ折りにして名前を外側に出す。ボランティアじゃなくて、技術士だよ」と笑う。

比較的健康な入所者の成沢キヨさんも二人が加わった。お年寄りが健康への不安を口にすると、「私たちだって脳軟化予防に来てるだよ」とユーモアでこたえる。笑い声も交じりながら作業は進んだ。

「ケアポート」では随時ボランティアを受け付けている。この日も寒中休み中の中学一年の女子五人が体験。別

の日は、隣接する「温泉アクティブセンター」で泳いだ後という小学四年生の女の子二人が、各個室にある加湿機のタンクに水を入れていた。

食事の配ぜん、シーツ交換、居室や廊下の清掃、おやつの時間の交流…。「職員だけでは目指す施設運営は不可能。ボランティアの存在は欠かせない」とホームの幹部はいう。今月からこれまで手薄だった土、日曜日には、村職員二人ずつが入る。さらに、平日には村老人クラブ「高嶺クラブ」のメンバーも加わった。

今月一日、「高嶺クラブ」のボランティアとして、金井博子さん(六八)＝上八重原＝と赤尾みねさん(六五)＝同＝が訪れ、廊下の清掃などをした。特養ホームの現状に接して「健康で奉仕できるありがたさを感じた」。施設を中心に地域のボランティア活動が広がりつつある。

1996（平成8）年2月6日

ケアポートみまき 北御牧村の取り組み ● 5 ●

―アクティブセンター―

プール浴教室 交流の場に

「水の中では体が軽くなるので、負担がかかりません」。温泉アクティブセンター・ふれあいホールに集まったプール浴教室の受講者を前に、温泉利用指導者の資格を持つ保健婦、小林久子さん(佐久市)が説明を始めた。

温泉アクティブセンターは昨年十二月にオープンした。二千五百八十平方㍍の温泉アクティブセンターは昨年十二月にオープンした。二十五㍍、歩行浴など三種類のプールと、ホールがある。健康な人だけでなく、障害者やお年寄りの利用も想定。プールにスロープや手すりを設け、プール浴教室の人気、仕事帰りに利用する人が定着しつつある。

一日当たりの入場者数は昨年まで約八十人程度だったが、この一月は平均百二十三人と増えた。正月など休日営業が多かったこともあるが、水曜日に開催しているこのプール浴教室は、村の保健事業として昨年十二月から毎週開催している。約半数は泳げない。受講者はプールサイドの小林さんの動きを水中で反復する。「ももを上げて上げて」。

健康のために水中運動をしようという男性ら約六十人が、カラフルな水着が一斉に躍動し、四〇度の湯が飛び散った。

四回目という村内の女性(七〇)は「デイサービスセンターで食事づくりのボランティアをした後、参加しました。プール浴は一人ではなかなかできないけど、ほかの人と一緒だから毎回楽しみ」とにっこり。

大人一回六百円のアクティブセンターは、社会福祉法人が行う県内初の本格的な収益事業という。センターの中村章一さん(三二)は「利用者の健康づくりとともに、世代を超えた交流の場にしたい」と運営の狙いを話す。

中村さんは「特別養護老人ホームと隣接しているため、見学やボランティア体験が気軽にできます。プールで健康管理をして、いつまでも元気な人が多くなれば…」と期待。ゆくゆくは特産のレストランを、センター利用者に開放していく方針だ。

歩行浴プールを行進するプール浴教室受講者たち。3種類のプールでそれぞれ20分ずつ汗を流す

1996 (平成8) 年2月7日

北御牧の高齢者総合福祉施設「ケアポートみまき」

視察者1万人超える

途切れぬ申し込み
介護保険へ研修も増える

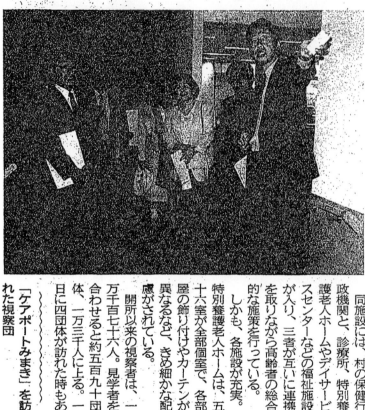

「ケアポートみまき」を訪れた視察団

開所して五年目を迎えた北佐久郡北御牧村布下の高齢者総合福祉施設「ケアポートみまき」の視察者総数が、昨年度一万人を突破、現在一万二千人に上っている。相次ぐ視察者に「とても対応できない」として、二年前から受け入れを週二日に限定。「申し込みは途切れない」と言うものの、最近になって視察ラッシュは下火になってきた。

同施設には、村の保健行政機関と、診療所、特別養護老人ホームやデイサービスセンターなどの福祉施設が入り、三者が互いに連携を取りながら高齢者の総合的な施策を行っている。

しかも、各施設が充実。特別養護老人ホームは、五十六室が全部個室で、各部屋の飾り付けやカーテンが異なるなど、きめ細かな配慮がされている。

開所以来の視察者は、一万千七十六人。見学者を合わせると約五千九十団体、一万三千人に上る。一日に四団体が訪れた時もあり、「通常の業務に差し障る」と二年前、受け入れを火、木曜日のみとした。対応するのは主に田丸基広施設長。同施設のパンフレットを使って説明したあと、約三十分かけて施設内を案内する。

北海道小平町議会や沖縄県読谷村、徳島県や高知県の高齢者対策課など全国から自治体や議員、学校などが視察や見学に訪れている。最近は、来年四月の介護保険制度スタートを前に、福祉の専門職や研究者などの研修が増えている。

だが、最近は落ち着きを見せてきた。初年度は約四千四百人いた視察者も、昨年度は約千五百人と半分以下に減った。同施設は「多くの人に見てもらいたいので申し込みは断れない」が、「多過ぎるのも困る」と、やっと収まった視察・見学ラッシュに寂しそうな半面、ほっとした表情だ。

1999（平成11）年7月3日

資料　新聞記事でたどるケアポートみまきの歩み

温泉で老人医療費抑制

国保中央会が調査・研究

北御牧村では17％減少
保健事業がポイント
病院のサロン化防ぐ

温泉を活用した保健事業を行っている市町村は、老人医療費が下がっている――。国民健康保険中央会の調査研究会（水野肇委員長）は、このほどこんな研究結果をまとめた。伸び続ける老人医療費をどうするかは、緊急の課題。同調査研究会では、医療費の低減、痴ほうや介護状態の抑制・予防（健康寿命の増進）のため、地方自治体が温泉を積極的に活用することを提言している。

日本は世界有数の温泉国で、全市町村の六八％に温泉が存在する（一九九八年度）。同調査研究会では、温泉がある市町村のうち、寄りの生きがいづくりに温泉をどう活用しているかについて、詳しいヒアリング調査を行った。

十四自治体のうち、老人医療費が最も下がっているのは北佐久郡北御牧村の一七・四％。次いで青森県新郷村の九・六％、北海道北広島市の八・六％。以下、埼玉県玉川村、秋田県協和町、広島県甲奴町とつづく。これらの自治体の取り組みの中から、共通したくつかのポイントが浮かび上がってきた＝図参照。

まず、温泉施設がお年寄りの交流の場になっている点だ。病院のサロン化が、医療費の増大につながっているといわれて久しい。だが、温泉施設がその受け皿になり、病院のサロン化にブレーキをかけていると分析している。

確かに広間を備えた施設では、入浴の「裸のつきあい」に加えて、おしゃべりや飲食、碁・将棋などの趣味も楽しめる。ゴロンと横になり、くつろぐこともできる。温泉への「小山剛施設長」を核に、温泉への低下に結びついている、というわけだ。

市町村は、温泉施設に隣接して、入浴補助をするなどの工夫送迎バスを循環させたり、をしており、半日、一日を温泉施設で過ごす高齢者も多い。独居老人の外出促進にも一役かっている。

一方、高齢者が集まる温泉を「効率的に保健活動が展開できる場」として活用している自治体が目についている。保健婦が温泉施設に出向いて健康チェックや健康づくりを行ったり、血圧など継続的な健康管理、健康意識の普及、健康の維持、病気の予防に取り組んでいる。

こうした地道な保健研究調査会は、北御牧村の取り組みをモデルケースとしてあげている。

同村では、医療・保健・福祉の統合をめざし、九五年にオープンした社会福祉法人「ケアポートみまき」（小山剛施設長）を核に、温泉を活用した健康づくりを展開している。温泉プール、運動場、農産物販売コーナーの整備も進んでいる。診療所や保健センター、高齢者の交流施設など個室の特別養護老人共同生活施設、ショートステイ、デイサービスセンター、訪問看護ステーションなどで有機的に構成されており、村の保健福祉課も役場内ではなくここにある。

さらに、身体教育医学研究所も併設。三人のスタッフが常勤して、「シルバー温泉プール浴教室」を開催。参加者は、「手つなぎ鬼」「神経衰弱ゲーム」「水中玉入れ」などの運動遊びを楽しみながら、体を動かしている。

長い間農作業をしてきたお年寄りは、ひざ、腰、股（こ）関節などの痛みを訴える人が多いが、「温泉プールの運動で痛みが和らいだ」という声をよく聞く」と研究所のスタッフ。痛みどめなど薬剤費の抑制にもつながっているのでは――との見方もある。

温泉を活用した保健事業について小山施設長も、「老人医療費低減や介護予防などに向けて、ある程度の明かりが見えてきたような気がする」と話している。

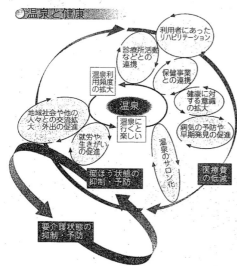

〈温泉と健康〉

2001（平成13）年6月3日

147

在宅介護を支援 みきの家完成
東御の社会福祉法人

東御市布下の総合福祉施設「ケアポートみまき」内にある社会福祉法人みまき福祉会が、東御市から無償譲渡を受けた介護施設の一部を取り壊し、デイサービスやショートステイなどの介護サービスを提供し、会員制トレーニングセンターも備えた在宅総合支援センター「みまきの家」が完成し、25日に現地で式典があった。2月に開所する。

みまきの家は木造一部2階建ての延べ床面積約2500平方㍍。ケアポートみまき敷地内にある特別養護老人ホーム12床を利用していたショートステイは、「みまきの家」に移して20床となる。ホームヘルパーなどの事務所、地域住民が使えるホール、足湯もある。式典で同福祉会の倉沢隆平理事長（77）が「住み慣れた地域で最期まで暮らせるよう多彩な選択肢を提供したい」と述べた。

1995年4月に開所したケアポートみまきの20周年記念式典もあり、日本大総合研究所（東京）の武藤芳照所長が、スポーツの起源や効能などについて記念講演した。

東御市の在宅総合支援センター「みまきの家」で開かれた完成式

2015（平成27）年1月26日

東御の福祉施設で「健康大学」スタート
頭も体も使って高齢者元気に
栄養指導や筋トレで介護予防

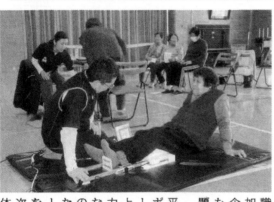

「みまき健康大学」で体力測定する受講者

東御市布下の総合福祉施設「ケアポートみまき」で19日、健康な高齢者が学びながら運動やタンパク質が多めの食事を習慣化することで介護予防を目指す初の「みまき健康大学」が開講した。3月15日までの計6回、栄養や運動の知識を学ぶ座学の後に筋力トレーニングなどを体験する講座を通じ、住み慣れた地域で健康長寿を目指す。

同施設内に事務所がある社会福祉法人「みまき福祉会」が、地域で孤立しがちな1人暮らしなどの高齢者を対象に「ふれあおう」と企画した。食事の粗食化、家にこもり他人と話さないなどの課題に対応した講座を用意した。

受講生は市内に住む17人で、平均年齢は約81歳。19日はケアポートみまき内の「ふれあいホール」で、太ももの筋力、立ち上がる時の瞬発力や踏ん張る力、歩行時のバランス、体脂肪などを機器で計測した。施設内の食堂で栄養バランスに配慮した昼食を取り、的玉を狙ってボールを投げる競技「ボッチャ」を楽しんだ。測定結果に応じ、次回の1月26日には各受講生の体力に合った筋トレなどのメ

ニューを説明する。
最高齢の依田一夫さん（89）＝八重原＝は「体を動かすだけでなく、人と話ができるのが楽しい」、柳沢むつ子さん（85）＝同＝は「健康でいるためにも、いろいろなことに興味を持つよう心掛けたい」と話していた。

2月以降は管理栄養士などの講師がタンパク質不足にならない食事の指導のほか、心の健康づくり、認知症の予防、運動の習慣化などを講義。併せてトレーニングマシンの体験、食材選び、散策などを実践し、最終日の3月15日に再び体力測定をする。

「健康大学」を担当する健康運動指導士の笹本和宏さん（42）は「年齢を考慮すると、3月の体力測定で現状維持できていれば十分。弱い部分の筋肉を少しでも向上できればいい」。受講生には地域での知人への声掛けや健康づくりのリーダー的役割を担うことも期待する。

受講料は6回で1万5千円。今回の受講生は締め切ったが、来年度に第2弾の健康大学を開講する予定だ。

2016（平成28）年1月20日

資料　新聞記事でたどるケアポートみまきの歩み

ボッチャで運動　お年寄り元気

東御の「みまき福祉会」
6介護施設 きょう交流会　リーグ創設構想

ボッチャを楽しむ高齢者福祉施設の利用者や職員＝ケアポートみまき

東御市の社会福祉法人「みまき福祉会」は、パラリンピック正式種目の「ボッチャ」を市内で運営する高齢者介護施設に取り入れている。将来は利用するお年寄りが競い合うリーグの創設などを描く。5日は、市内6施設のお年寄りが腕を競う初めての交流会を、運営する総合福祉施設「ケアポートみまき」（布下）で開く。興味がある人の来場を呼び掛けている。

◇◇◇◇◇◇◇◇◇

ボッチャは、白い目標球に目がけてボールを投げ合うスポーツで、重度脳性まひや手足のまひがある人も取り組める競技として考案された。9月に開かれたリオデジャネイロ・パラリンピックのチーム（脳性まひ）で日本が銀メダルを獲得したことで、注目度が高まっている。

みまき福祉会は以前から、障害の有無や世代を超えて楽しめる競技としてボッチャの普及を図ってきた。5月に施設内で体験会を開いた際にお年寄りの反応が良かったことや、リオ大会で脚光を浴びたことで9月から利用者向けの運動として取り入れた。

特別養護老人ホームとグループホームの2施設が、毎週水曜日の朝を練習日にしている。今月2日も、ケアポートみまきに利用者らの声が響いた。車いすに乗りながら、自分の番が回ってくると身を乗り出して一投。目標球近くにボールが止まると歓喜の表情を浮かべた。プレーした堀直子さん(67)は「もともとマレットゴルフなどが好きだったので、スポーツができるのはうれしい」と競技を楽しんでいた。

健康運動指導士の笹本和宏さん(43)らによると、ボッチャを始めたことでお年寄りは以前より肩の関節を動かしやすくなったり、食事をする際の姿勢が良くなったりする効果がみられるという。

5日の交流会は午前10時から昼ごろまで。興味のある人は競技体験もできる。問い合わせは、みまき福祉会（☎0268・61・6001）へ。

2016（平成28）年11月5日

あとがき──理念とやさしさ

「子ども叱るな来た道だ、年寄り笑うな行く道だ」と昔から伝えられている通り、誰もが通ってきた道である子ども時代。そして、いつかは誰もが通る道である年寄り（高齢者）時代。後ろを振り返りつつ前を見据えて、一人ひとりが健やかで実りある心豊かな日々を過ごしたい。そうしたごく自然な思いがケアポートみまきの理念の原点でしょう。

保健・医療・福祉の総合施設のモデルの一つとして生まれ、全国の多彩な人々のやさしさに包まれて、ケアポートは心身ともに健やかに育まれ、四半世紀を経て、名実ともに、地域社会のケアの港（ポート）として着実に機能しています。

本書の企画の着想は、ある夜の懇親の場でした（「座談会 明日に向かって」、P132掲載）。ケアポートみまきの四半世紀の歴史と記録を、この時期に書きつづっておく社会的意義を基盤としつつ、その発展と地域の健康づくりのために長年貢献してきた公益財団法人身体教育医学研究所・岡田真平所長の活動の姿を、皆で連携協力をして著作としてまとめ上げようという思いが契機でした。

幸いにして、関係各位のご支援・ご協力によりケアポートみまきの組織、体制、現場を結びつけるさまざまな立場の方々に、正確にかつ熱くそれぞれの思いを書きつづっていただきました。改めて全体を読み直すと、ケアポートみまきの設計図と活動の俯瞰図を同時に見渡すことができるように思います。

ケアポートみまきに関わるこれまでの数多くのできごと・エピソード・ものがたり、それぞれの時期にこの施設のために、ひたむきに考え行動していただいた人々（田中恵一元理事、竹重和夫元常務理事、安田幸一郎医師ら）、この施設を訪れ、ともに活動をし、歓談した人々の姿と顔が走馬灯のように浮かんできます。

一貫していたのは、揺らぐことのないこの地域の方々の理念とやさしさであるように思います。それ故に、このケアポートみまきは生まれ、今に至り、そして将来を見据えることができるのでしょう。

最後に、本書制作にあたり、多忙な現場の業務の合間を縫って、資料を整理し、原稿執筆をいただいた各執筆者の皆様、そして出版の労を取っていただいた厚生科学研究所代表取締役吉野晶雄氏に、厚く御礼を申し上げます。

次の25年に向けて、理念とやさしさが、さらに伝承されることを願って。

2019（令和元）年7月

東京大学名誉教授
東京健康リハビリテーション総合研究所所長
武藤芳照

信州東御・ケアポートみまき
地域ぐるみのケアと予防の歩み

〈検印廃止〉

〈定価は裏表紙に表示してあります〉

発　行　2019年8月11日　第1版第1刷 ©

編　集　岡田真平・武藤芳照・飯島裕一

発行者　株式会社　厚生科学研究所
　　　　代表取締役　吉野晶雄
　　　　〒107-0061　東京都港区北青山3-8-3
　　　　電話　03-3400-6070　FAX　03-3400-6017
　　　　振替　00190-2-106950

印刷・製本　三報社印刷株式会社

本書の内容を無断で複写・複製・転載すると著作権・出版権の侵害になることがありますので注意下さい．

ISBN978-4-903368-24-5